Michael Mark Addae

Marcadores genéticos, hematológicos e inflamatórios no cancro da próstata

Michael Mark Addae

Marcadores genéticos, hematológicos e inflamatórios no cancro da próstata

ÍNDICE DE CONTEÚDOS

DEDICAÇÃO 2
AGRADECIMENTOS 3
ABREVIATURAS 5
RESUMO 8
CAPÍTULO 1 10
CAPÍTULO 2 16
CAPÍTULO 3 43
CAPÍTULO 4 52
CAPÍTULO 5 63
REFERÊNCIAS 74
APÊNDICES 104

DEDICAÇÃO

Esta tese é dedicada à Glória de Deus Todo-Poderoso pela sua fidelidade para comigo e para com a minha família.

AGRADECIMENTOS

Estou muito grato ao Prof. E.K. Wiredu, Diretor da Escola de Ciências da Saúde Aliadas, que me deu uma linha de vida quando a linha de morte me estava a encarar. A sua decisão de permitir a realização do estudo fez toda a diferença.

Isaac Quaye, do Departamento de Bioquímica Médica da Faculdade de Medicina da Universidade do Gana, por ter dirigido este estudo de investigação. Isaac Quaye, do Departamento de Bioquímica Médica da Faculdade de Medicina da Universidade do Gana, por ter dirigido este estudo de investigação.

Estou também muito grato ao Rev. Dr. Patrick Ayeh-Kumi, do Departamento de Microbiologia da Faculdade de Medicina da Universidade do Gana, por ter dedicado tempo a rever cuidadosamente este guião. O mesmo se aplica ao meu supervisor, Dr. Ben Gyan, do Instituto Noguchi de Investigação Médica.

Os meus sinceros agradecimentos ao Dr. Ankumah e ao Dr. Kyei da Unidade GU, Korle-Bu Teaching Hospital, Accra, pelo seu esforço na realização das biopsias necessárias para o estudo. Estou-lhes muito grato. Os doentes que participaram voluntariamente neste estudo são aqui reconhecidos. Sem eles, o estudo não teria sido possível.

Gostaria também de agradecer aos meus colegas do Departamento de Ciências Laboratoriais Médicas da Escola de Ciências da Saúde Aliadas, em especial ao Sr. Richard Harry Asmah, pelo encorajamento, aconselhamento e apoio religioso e espiritual que me ofereceu gratuitamente. A sua competência deu uma volta ao estudo. Nunca lhe poderei pagar; ao Dr. C.A. Brown, HOD -MLS e meu supervisor pelo apoio moral e encorajamento que me ajudaram a continuar a trabalhar. Estou muito grato ao Sr. David Nana Adjei por me ter ajudado com novas informações na minha área mais difícil. Quero também agradecer à Sra. Florence Twum, Contabilista, SAHS, pelo apoio moral: "Tens de acabar", estava sempre a dizer. Obrigado ao Sr. Jerry Adomako pelo papel que desempenhou. Muito obrigado ao Dr. Kwamena Sagoe pelo interesse demonstrado no trabalho e por todos os conselhos gratuitos que ofereceu e também pela ligação com os fornecedores de kits e reagentes.

Os meus sinceros agradecimentos ao pessoal do Departamento de Bioquímica Médica da UGMS, especialmente ao Sr. Ken Agbolosu e ao Sr. Hope Azasu, pela sua prontidão e disponibilidade para ajudar sempre que os seus serviços foram necessários. Muito obrigado ao Dr. O-A Duah e ao Dr. S.Q. Maddy, anteriormente do Departamento de Patologia Química da UGMS, por terem começado tudo, quando ambos me pediram para não relaxar, mas para me envolver profundamente no trabalho académico, juntamente com a investigação médica. Sinto-me feliz por lhes ter dado ouvidos.

Estou grato ao Prof. Asante-Poku do Departamento de Bioquímica Médica, UGMS, pelo apoio moral e académico que me deu, e também ao Prof. J. K. Acquaye do Departamento de Hematologia, UGMS, que me perguntou continuamente sobre o progresso do meu trabalho.

Finalmente, à Georgina, à Scinthia e ao Michael, a minha família, agradeço a vossa compreensão e o vosso apoio. As vossas orações e admoestações ajudaram-me até ao fim.

DEUS O ABENÇOE

ABREVIATURAS

μ	micro
μg	microgram
A1	Absorbance 1
A2	Absorbance 2
ADT	Androgen deprivation therapy
AE	Elution buffer
AHS	Agricultural Health Sciences
AICR	American Institute for Cancer Research
AL	Lysis buffer
AMACR	Alpha methylacyl-CoA racemase
ANOVA	Analysis of variation
A-sPSA	Age-specific prostate specific antigen
AW	wash buffer
BMI	Body mass index
bp	base pair
BPH	Benign prostatic hyperplasia
BT	Brachytherapy
CI	Confidence interval
CRP	C-reactive protein
dF	degree of freedom
dL	deciliter
DNA	Deoxyribonucleic acid
dNTP	Deoxy nucleotide triphosphate
DRE	Digital rectal examination
ds	double strand
EBRT	External beam radiotherapy
ED	Erectile dysfunction
EDTA	Ethylene tetra acetic acid
ELFA	Enzyme Linked Fluorescent Assay
FBC	Full blood count
fl	femptolitre
f-PSA	free prostate specific antigen

g	gram
GPCRG	Ghana Prostate Cancer Research Group
GU	Genito-urinary
H&E	Haematoxylin & Eosin
HCT	Haematocrit
HIFU	High intensity focused ultrasonic
HPC	Hereditary prostate cancer
HRP	Horse radish peroxidase
HT	Hormone Therapy
IARC	International Agency for Research on Cancer
L	Litre
LYM	Lymphocyte
MCH	Mean cell haemoglobin
MCHC	Mean cell haemoglobin concentration
mg	milligram
ml	milliliter
MPV	Mean platelet volume
MVC	Mean cell volume
MXD	Median cells
NCI	National Cancer Institute
NEUT	Neutrophil
NIOSH	National Institute for Occupational Safety and Health
NSAIDs	Non steroidal anti-inflammatory drugs
OD	Optical density
PCa	Prostate cancer
PCR	Polymerase chain reaction
PDW	Platelet distribution width
pg	picogram
PIN	Prostatic intraepithelial neoplasia
PLT	Platelet
PPS	Protein precipitating solution
PSA	Prostate specific antigen
RBC	Red blood cell
RDW	Red cell distribution width

RT	Radiation therapy
SD	Standard deviation
SNPs	Single nucleotide polymorphisms
SPR	Solid phase receptacle
ss	single strand
THF	Tetrahydrofolate
TLR4	Toll-Like Receptor 4
TNF-α	Tumour necrosis factor alpha
TNM	Tumour node metastasis
t-PSA	total prostate specific antigen
TRUS	Trans rectal ultrasound
UGMS	University of Ghana Medical School
US	United States
UV	Ultra-violet
WBC	White blood cell
WCRF	World Cancer Research Fund
WHO	World Health Organization
WW	Watchful waiting

RESUMO

O cancro da próstata (CaP) é uma doença conhecida pela sua marcada variação internacional, com uma incidência significativamente elevada no mundo ocidental. O diagnóstico da doença é feito através de exame físico, testes de PSA e exame histopatológico com pontuação de Gleason (Gold Standard) em biópsias retiradas da glândula prostática. Na procura de marcadores melhores e mais específicos do CaP, descobriu-se recentemente que uma enzima α-Metilacil CoA racemace (AMACR) está consistente e extensivamente sobre-expressa no CaP. No Gana, a incidência de CaP está estimada em 7,3% e o diagnóstico baseia-se no exame rectal digital, em ensaios de PSA e na visualização microscópica de secções de biopsia da próstata coradas com a pontuação de Gleason. Este estudo foi concebido para avaliar a expressão do gene AMACR em amostras de tecido e de sangue e também para determinar o impacto de factores inflamatórios seleccionados no desenvolvimento de CaP entre indivíduos ganeses. Para o estudo, foram colhidas setenta e seis (76) amostras de sangue de 55 doentes (19 de CaP e 36 de HBP) e 21 controlos saudáveis. Foram obtidas biópsias da próstata dos casos (PCA com idades compreendidas entre os 52 e os 89 anos, média de 68,45 anos, e HBP com idades compreendidas entre os 51 e os 79 anos, média de 66,35 anos) recrutados para o estudo. Foram efectuados testes de hemograma completo, ferritina, creatinina, proteína C-reactiva e ensaio de TNF-α, utilizando pessoal masculino saudável do Hospital Universitário de Korle-Bu como controlos. A análise molecular da região do gene AMACR no cromossoma humano 5p13 foi efectuada utilizando reacções de amplificação por PCR com seis pares de iniciadores AMACR. Os resultados obtidos mostraram evidências de anemia (baixo número de glóbulos vermelhos p=0,001, baixo número de glóbulos brancos p=0,001, alto número de glóbulos vermelhos p=0,037, alto número de glóbulos vermelhos p=0,006) entre os casos do estudo em comparação com os controlos. As contagens elevadas de leucócitos com leucocitose neutrofílica e o nível significativamente elevado do fator pró-inflamatório TNF-α (p=0,001) identificaram claramente o envolvimento da inflamação tanto no CaP como na HBP. O nível de creatinina também estava elevado (p=0,003) e os níveis de ferritina eram baixos (p=0,001), confirmando a depleção de ferro nos casos estudados, daí a anemia. Os níveis de PCR eram baixos (p=0,002). Na análise molecular da região 5p13 do gene AMACR utilizando os primers AMACR, os primers AMACR 5(1) e AMACR 5(3) amplificaram um fragmento de ADN de 450 pb nas amostras de sangue dos casos malignos. Não se verificou qualquer amplificação nos casos benignos e não foi registada qualquer amplificação nas biopsias dos doentes. Em conjunto, este estudo estabeleceu dados de base em doentes ganeses com CaP para um possível diagnóstico da doença. Os factores inflamatórios medidos (ferritina, creatinina, CRP e TNF-α), por si só, não conseguiram distinguir o CaP da HBP neste estudo, mas a análise molecular forneceu informações sobre a malignidade. Este é o primeiro estudo no Gana a registar este facto e a descoberta pode ser uma ferramenta potencial nas mãos dos cientistas para o diagnóstico do CaP utilizando amostras de sangue.

CAPÍTULO 1

1.0 INTRODUÇÃO

1.1 ANTECEDENTES

São conhecidas várias doenças que afectam a glândula prostática, entre as quais se destaca o cancro da próstata (CPa), que surge principalmente na zona periférica da glândula e está também intimamente associado ao envelhecimento. O cancro da próstata pode ser assintomático, confinado a um órgão e clinicamente indolente, ou metastático e agressivo, com potencial para matar as suas vítimas. Uma outra doença que afecta a glândula prostática é o aumento ou crescimento excessivo da próstata (hiperplasia benigna da próstata - HBP), uma doença não maligna que ocorre na zona de transição da glândula e é bastante comum nos homens idosos. A outra doença de importância diagnóstica é a prostatite, que é uma inflamação da glândula prostática (inchada e sensível) causada por bactérias ou outras infecções, mas que não conduz ao cancro. A prostatite pode ser do tipo idiopático crónico ou pode pertencer à variedade menos comum do grupo viral, fúngico, parasitário ou gonocócico (Domingue *et al.*, 1998).

Em todo o mundo, o cancro da próstata continua a ser um problema de saúde significativo que afecta os homens, sendo a segunda principal causa de morte por cancro nos homens (Michalaki *et al.*, 2004; Hughes *et al.*, 2005). O diagnóstico do cancro da próstata pode ser dividido em três áreas gerais de investigação, que incluem o exame físico do doente por um médico, ensaios bioquímicos de amostras de sangue do doente e análise histopatológica de biópsias da próstata com um microscópio ótico (Samadi, 2010). O exame rectal digital (EDR) não pode diagnosticar o cancro da próstata, mas pode indicar a necessidade de uma biopsia para exame histopatológico das células da próstata, a fim de determinar se são ou não cancerosas. Por este motivo, as directrizes da American Cancer Society recomendam a utilização da DRE e de ensaios bioquímicos para chegar ao diagnóstico do cancro da próstata. Assim, embora o exame físico do doente e as biópsias da próstata sejam regularmente utilizados para chegar ao diagnóstico de CaP, os testes de antigénio específico da próstata (PSA) aumentaram drasticamente o diagnóstico precoce de homens com CaP (Rao, 2002; Hughes *et al.*, 2005).

O PSA é uma proteína produzida tanto por células normais como por células cancerosas e um valor elevado de PSA pode ser um sinal de cancro, sendo o marcador clínico mais útil no tratamento do CaP (Wang *et al.*, 1979; Hughes *et al.*, 2005). O recente aumento da incidência do cancro da próstata nos EUA, no Canadá e na Europa está relacionado com os testes de PSA, que melhoraram os métodos de diagnóstico (Rao, 2002). No entanto, os marcadores ideais para o diagnóstico do cancro da próstata devem ter a capacidade de identificar corretamente as pessoas com a doença e as que não a têm, o que não acontece atualmente com a utilização dos testes de rastreio do PSA. Outras condições da próstata, por exemplo, o aumento da próstata, podem afetar os níveis deste biomarcador e sabe-se que os cancros de alto grau produzem menos PSA do que os cancros de baixo grau ((Rao, 2002 Hughes *et al.*, 2005). Esta falta de especificidade pode levar a um sobre-diagnóstico entre os homens a quem é efectuada uma biopsia devido a um aumento benigno dos níveis de PSA. Por conseguinte, é necessário fornecer aos médicos painéis de biomarcadores que tenham um valor preditivo muito elevado para o diagnóstico e o prognóstico do cancro da próstata.

A contagem de glóbulos brancos com contagens diferenciais no sangue periférico (e na medula óssea) tem sido utilizada como um marcador fiável e amplamente reconhecido que reflecte a inflamação em todo o corpo. As pessoas que apresentam contagens totais de leucócitos mais elevadas são suspeitas de terem infecções agudas ou crónicas ou podem ser fumadores, embora a associação entre a contagem de leucócitos e o cancro não seja totalmente explicada pelo tabagismo. Outros parâmetros, como os níveis de hemoglobina e os índices de glóbulos vermelhos, são utilizados como marcadores de anemia, mas também podem ser utilizados para monitorizar a resposta à terapêutica. Foi comunicada uma associação entre a anemia e uma sobrevivência mais curta, uma menor probabilidade de normalização do PSA (PSAN) e uma sobrevivência sem progressão (PFS) no cancro da próstata metastático recentemente diagnosticado (Beer *et al*,

2004). A ferritina é um bom indicador de anemia ou sobrecarga de ferro; valores inferiores a 12µg/L estão sempre associados à depleção das reservas de ferro do organismo, enquanto valores superiores a 30012µgZL estão associados a sobrecarga de ferro (Powell & Halliday, 1990; Looker *et al.*, 1997; Lipschitz *et al.*, 1994). Uma investigação mais aprofundada que envolva parâmetros hematológicos aumentará a riqueza de informação disponível para o diagnóstico do cancro da próstata.

Há muito que a inflamação está associada ao desenvolvimento do cancro e pensa-se que a inflamação crónica promove a carcinogénese e predispõe um indivíduo para o cancro, havendo provas suficientes de uma ligação essencial entre a inflamação e a mortalidade por cancro. Vários marcadores inflamatórios têm sido utilizados na investigação do cancro e para chegar ao diagnóstico. Por exemplo, pensa-se que uma lesão prostática, a atrofia inflamatória proliferativa (PIA), que é um precursor da neoplasia intra-epitelial prostática (PIN) e do cancro da próstata (Hughes *et al.*, 2005), surge como consequência da proliferação regenerativa das células epiteliais da próstata em resposta a lesões causadas por oxidantes inflamatórios (De Marzo *et al.*, 1999). Alguns marcadores inflamatórios circulatórios, como o fator de necrose tumoral-α (TNF-a) e a proteína C-reactiva (PCR), têm sido utilizados no estudo do cancro da próstata com resultados contraditórios (Il'yasova *et al.*, 2005). A PCR é uma proteína de fase aguda que inicia a opsonização e também ativa o complemento. Valores elevados têm sido associados a diferentes formas de cancro. Embora se tenha verificado que os seus níveis estão fortemente associados a outros tipos de cancro, a descoberta não pôde ser alargada ao cancro da próstata (Lehrer *et al.*, 2005; Platz *et al.*, 2004). Sendo uma citocina pró-inflamatória, o TNF-α está envolvido no crescimento tumoral e nas metástases, tendo sido sugerido como marcador para o diagnóstico precoce do carcinoma das células renais. Sabe-se que níveis elevados indicam um mau prognóstico no cancro da próstata. O ensaio da creatinina tem sido utilizado como marcador do aumento da próstata e também como indicador de danos renais (Merseburger *et al.*, 2001). Estudos realizados em doentes com cancro da próstata mostraram que a creatinina sérica está associada a uma doença mais avançada (Chiong *et al.*, 2005; Vesalainen *et al.*, 1995) e a uma diminuição da sobrevivência (Vesalainen *et al.*, 1995; Fossa *et al.*, 1992), embora esta relação não seja apoiada por alguns estudos (Johansson *et al.*, 1991; Ribeiro *et al.*, 1997). Outros resultados indicaram que os níveis plasmáticos de alguns destes marcadores aumentam com a idade, tal como o risco de cancro da próstata, mas não é claro se as variações nos níveis destes marcadores circulantes estão associadas ao risco de cancro da próstata. No entanto, a resposta ou a presença de variáveis inflamatórias pode afetar o desenvolvimento e a progressão do cancro da próstata.

Foram identificados marcadores genéticos que são utilizados para determinar as funções normais dos genes, a perda de cromossomas e o estado dos genes no cancro da próstata. Algumas informações úteis, como a subexpressão e a sobreexpressão de genes e o papel dos genes supressores de metástases no cancro da próstata, têm sido utilizadas no diagnóstico da doença. A perda destes genes supressores de metástases, por exemplo, pode ter um fenótipo potencialmente metastático e pode exigir um tratamento mais agressivo, em contraste com os cancros que têm a expressão mantida. Os marcadores genéticos podem ser utilizados no estudo de polimorfismos associados a um maior risco de cancro e de cancro da próstata esporádico avançado. Atualmente, os genes são utilizados como alvos específicos para a deteção, o isolamento, o diagnóstico e também o tratamento do cancro (terapia genética mediada por vectores adenovirais). Foram descritos polimorfismos associados ao aumento do risco de cancro da próstata, bem como ao risco de cancro da próstata avançado (Kibel *et al.*, 2003). Além disso, foram propostas variantes polimórficas de vários outros genes como possíveis contribuintes para o risco de cancro da próstata (Chen, 2004). Estudos anteriores mostraram que os polimorfismos de nucleótido único (SNP) em 8q24 estão associados a um maior risco de cancro da próstata (Cussenot *et al.*, 2008). Os seus resultados identificaram SNPs associados a cancros da próstata mais agressivos, tumores avançados ou história familiar de cancro da próstata.

A enzima α-metilacil CoA racemase (AMACR) ou P504S foi identificada como um marcador específico do cancro da próstata (Jiang *et al.*, 2002). Os resultados de exames genómicos de ligação em famílias com cancro da próstata hereditário (HPC) implicam que a região cromossómica 5p13 da AMACR é a localização de um gene de suscetibilidade ao cancro da próstata (Smith, 1996; Goddard *et al.*, 2001; Hsieh et *al.*, 2001). FitzGerald *et al.* (2008) mostraram provas significativas de associação com o risco de cancro da próstata para as variantes M9V e D175G num conjunto de dados de cancro da próstata da Tasmânia. O conhecimento da influência dos SNP no desenvolvimento e na progressão do cancro da próstata pode fornecer informações para o desenvolvimento de novas estratégias de rastreio dos doentes. O AMACR tornou-se um biomarcador clínico padrão para o diagnóstico do cancro da próstata, com uma sensibilidade que varia entre 82% e 100% e uma especificidade entre 79% e 100% (Jiang *et al.*, 2004). Recentemente, foi investigada a regulação transcricional do AMACR no cancro da próstata (Chen *et al.*, 2007) e foi referido que a função promotora do AMACR é independente da sinalização mediada pelo recetor de androgénio. Observou-se que o AMACR é produzido em excesso no cancro da próstata, tendo sido documentados níveis nove vezes mais elevados do que nas células não cancerosas (Luo *et al.*, 2002; Thornburg *et al.*, 2006). Zu *et al.* (2005) referem que a ingestão de ácido fitânico na alimentação e os níveis sanguíneos estão diretamente relacionados com o risco de cancro da próstata, enquanto Mobley *et al.* (2003) demonstraram que os ácidos gordos de cadeia ramificada da alimentação aumentavam a produção de AMACR nas células cancerosas da próstata. Certos polimorfismos do AMACR que conduzem a substituições de um único aminoácido estão também associados a um risco acrescido de cancro (Zhenget *al.*, 2002; Levinet *al.*, 2007). No caso do cancro da próstata, a correlação mais forte é com o polimorfismo M9V (Levin *et al.*, 2007). A identificação dos polimorfismos AMACR que aumentam o risco de cancro da próstata pode proporcionar oportunidades de rastreio, contribuindo assim para a deteção precoce.

1.2 DECLARAÇÃO DO PROBLEMA

No Gana, a prevalência do cancro da próstata está estimada em 7,03% (73/1037) num estudo realizado em Acra pelo Grupo de Investigação do Cancro da Próstata do Gana em 2008. Considera-se que este valor é significativo na epidemiologia do padrão da doença e espera-se que aumente ainda mais. O diagnóstico do cancro da próstata baseia-se no DRE, nos testes de PSA e na classificação de Gleason no exame histopatológico das biópsias, que continua a ser a ferramenta mais fiável para o diagnóstico do cancro da próstata. Verificou-se que os valores de PSA não se correlacionam com a incidência da doença. Valores elevados não indicam a presença da doença, enquanto valores baixos não excluem o cancro. Os procedimentos utilizados para obter biópsias são invasivos e causam efeitos secundários significativos, incluindo hemorragia e infeção. Estudos epidemiológicos demonstraram que a carne vermelha e os produtos lácteos, que são as principais fontes de ácidos gordos de cadeia ramificada, estão associados ao risco de cancro da próstata. Os ganeses são ávidos consumidores de carne de vaca e de produtos lácteos (comunicação pessoal), pelo que a análise do gene AMACR poderia fornecer informações relevantes sobre o risco de cancro da próstata. A falta de sensibilidade e especificidade do PSA na deteção do cancro da próstata levou vários cientistas a procurar melhores marcadores para o rastreio e a deteção precoce do cancro da próstata.

Esta tese descreve a importância dos marcadores genéticos, hematológicos e inflamatórios no diagnóstico do cancro da próstata. A hipótese de investigação testada foi a de que a deteção ou demonstração do gene AMACR no tecido ou na amostra de sangue do doente, para além dos níveis séricos de ferritina, TNF-α, creatinina e proteína C-reactiva, poderia permitir uma distinção entre PCa e BPH. São discutidos os protocolos actuais de isolamento e identificação destes marcadores, bem como a necessidade de normalização desses métodos. O processo de desenvolvimento do cancro da próstata é destacado para explicar a etiologia e a terapia atual da doença. Espera-se que o estudo contribua com novas informações para os métodos de diagnóstico do cancro da próstata, em constante crescimento e mudança, com o objetivo de evitar tecnologias invasivas e biópsias repetidas durante a investigação e o diagnóstico da doença. Uma aplicação clínica destes conhecimentos seria a chegada rápida ao diagnóstico do CaP através de análises ao sangue específicas e de exercícios de rastreio em grande escala que contribuiriam para a deteção precoce da doença. Os benefícios e as limitações da deteção precoce da doença ajudariam o doente a fazer uma escolha ou a tomar uma decisão informada sobre as opções de tratamento, o que poderia reduzir o número de visitas ao hospital e os custos para o doente e para o país, mesmo que clinicamente não fosse possível distinguir os cancros indolentes dos agressivos.

1.3 OBJECTIVO DO ESTUDO

Este estudo visa determinar a possibilidade de utilizar a deteção do gene AMACR em amostras de sangue como marcador do cancro da próstata e determinar o impacto de factores inflamatórios seleccionados no desenvolvimento e progressão do cancro da próstata.

1.3.1 Objectivos específicos:

Os objectivos específicos da tese foram:

(a) Avaliar a relação de variáveis hematológicas e inflamatórias seleccionadas com o desenvolvimento e o diagnóstico do cancro da próstata.

Para determinar a contribuição dos parâmetros hematológicos na avaliação da inflamação para o estado clínico dos doentes com cancro, é útil realizar testes de hemograma completo em amostras de sangue total dos indivíduos do estudo e comparar os resultados com os do grupo de controlo. Os níveis de hemoglobina dos doentes, bem como os índices de glóbulos vermelhos e os ensaios de ferritina, foram utilizados para determinar a anemia ou a sobrecarga de ferro nos sujeitos do estudo. Para determinar a progressão da doença, foram medidos os níveis de TNF-и, uma citocina pró-inflamatória, envolvida no crescimento do tumor e nas metástases. Foram também efectuados ensaios para determinar os níveis de proteína C-reactiva e de creatinina e o seu envolvimento no cancro da próstata.

(b) Determinar a possibilidade de utilizar a deteção ou a demonstração do gene AMACR numa amostra de sangue como marcador do cancro da próstata.

O estudo também analisou amostras de tecido e de sangue de pacientes, bem como amostras de sangue apenas de controlos para deteção/demonstração do gene AMACR, num esforço para estabelecer marcadores genéticos para a deteção e diagnóstico precoce do cancro da próstata em homens do Gana.

CAPÍTULO 2

2.0 REVISÃO DA LITERATURA

2.1 A GLÂNDULA PROSTÁTICA

A próstata é uma glândula do tamanho de uma noz ou em forma de amêndoa, situada à frente do reto, na saída da bexiga (Fig.1). É uma das glândulas sexuais do sistema reprodutor masculino. Rodeia a primeira parte da uretra, a passagem tubular através da qual a urina e o sémen são expelidos para o exterior do corpo. Especificamente, a próstata situa-se cinco centímetros acima do períneo, que são os músculos e a pele exterior entre o escroto e o ânus. É constituída por um lobo mediano e dois lobos laterais e é composta por matéria glandular que contém células que produzem parte do líquido seminal que protege e nutre os espermatozóides no sémen (Samadi, 2010).

Duas glândulas exócrinas, as vesículas seminais emparelhadas e a glândula prostática única, segregam o líquido seminal nutritivo e lubrificante no qual os espermatozóides são transportados para o trato reprodutor feminino (Weather *et al.,* 1990). A glândula prostática está dividida anatomicamente em tecido glandular e não glandular. O tecido glandular inclui ductos e glândulas que segregam fluido, mas o tecido não glandular da próstata é tecido fibromuscular. A glândula é classificada de acordo com a cápsula prostática e quatro zonas: a anterior, a de transição, a central e a periférica (McNeal, 1969, 1988). A importância desta arquitetura baseia-se na relação destas zonas com a doença prostática (Abate-Shen & Shen, 2000).

A zona anterior compreende o tecido não glandular porque esta zona é composta maioritariamente por tecido muscular.

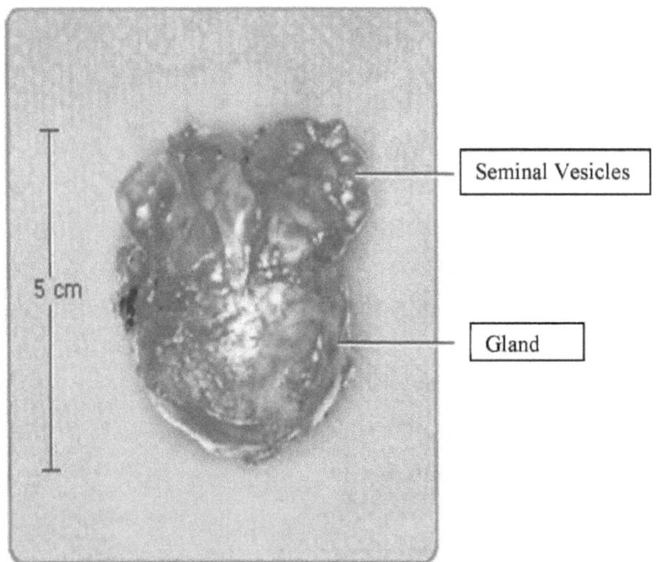

Fig. 1 : A glândula prostática

A zona de transição é a parte mais interna da glândula e rodeia a uretra onde esta atravessa o órgão. A zona de transição e a zona central começam a aumentar quando o homem passa dos 40 anos. Devido à proximidade da uretra, o aumento desta parte da glândula pode causar dificuldade em urinar ou ejacular. A zona central rodeia a zona de transição e constitui cerca de 25% do volume não glandular (McNeal, 1969). Cerca de 5% dos cancros da próstata têm origem na zona central (McNeal, 1969, 1988). A zona periférica da glândula prostática está localizada na parte posterior da glândula prostática, mais próxima do reto. A zona periférica constitui cerca de 80% dos cancros da próstata (McNeal, 1969, 1988).

A glândula contribui para o líquido seminal com uma secreção que contém fosfatase ácida, ácido cítrico e enzimas proteolíticas, responsáveis pela liquefação do sémen. As hormonas masculinas (testosterona) estimulam o desenvolvimento da glândula prostática. A glândula continua a crescer à medida que o homem atinge a idade adulta e mantém-se depois de atingir o tamanho normal, enquanto as hormonas masculinas forem produzidas. No adulto, o tamanho da glândula prostática é mantido através de um equilíbrio homeostático entre o processo de renovação celular (proliferação) e a morte celular (apoptose). Este equilíbrio é regulado por hormonas segregadas pelo sistema endócrino, principalmente androgénios, dos quais a testosterona é a principal forma circulante. A maior parte da testosterona circula na corrente sanguínea ligada à globulina de ligação às hormonas sexuais (SHGB) ou à albumina. Uma pequena percentagem de testosterona permanece não ligada e é a forma livre de testosterona que se pensa afetar as células glandulares da próstata. Se as hormonas masculinas forem removidas, a glândula prostática não se desenvolve ou atrofia.

Embora existam vários outros tipos de células na próstata, mais de 99% dos cancros da próstata desenvolvem-se a partir das células glandulares, que produzem o líquido seminal que é segregado pela próstata (Sakr *et al.*, 1993). O termo para um cancro que começa nas células glandulares é adenocarcinoma, a maioria dos cancros da próstata são adenocarcinomas: outros tipos de cancros da próstata são raros, (Kirby *et al.* 1982). A maioria dos cancros da próstata tem um crescimento muito lento, mas alguns cancros da próstata podem crescer e espalhar-se rapidamente. Os dados disponíveis sugerem que o cancro da próstata começa com a neoplasia intra-epitelial prostática (PIN) (McNeal & Bostwick, 1986), que começa a aparecer em homens jovens com idades compreendidas entre os 30 e os 39 anos e, quando atingem os 50-59 anos, 50% dos homens têm PIN (Samadi, 2010).

As células da glândula prostática na PIN são classificadas como de baixo grau ou de alto grau. Uma PIN de alto grau (HGPIN) diagnosticada numa biopsia da próstata indica que o cancro também está presente na próstata. Várias linhas de evidência implicam a HGPIN como uma lesão pré-neoplásica em humanos. Em primeiro lugar, as lesões PIN encontram-se principalmente na zona periférica, na proximidade do carcinoma invasivo (Bostwick & Brewer, 1987). Em segundo lugar, o aparecimento de lesões HGPIN precede geralmente o aparecimento de carcinoma em pelo menos 10 anos, o que é consistente com a ideia de progressão do cancro (Sakr *et al.*, 1993). Em terceiro lugar, a análise do desequilíbrio alélico demonstrou que as lesões de NIP são multifocais, como é o caso do carcinoma; além disso, as anomalias cromossómicas encontradas nas NIP assemelham-se às encontradas no carcinoma invasivo precoce, embora sejam menos prevalentes (Sakr *et al.*, 1994, Qian *et al.*, 1995; Vocke *et al.*, 1996; Haggman *et al.*, 1997b).

Também se observou que as características arquitectónicas e citológicas da NIP se assemelham muito às do carcinoma invasivo, incluindo a rutura da camada basal (Bostwick *et al.*, 1993) e que os marcadores de diferenciação que estão normalmente alterados no carcinoma invasivo inicial também estão alterados nas lesões da NIP (Nagle *et al.*, 1991; Haggman *et al.*, 1997a). Por estas razões importantes, os homens diagnosticados com PIN de alto grau são cuidadosamente monitorizados para detetar a progressão para adenocarcinoma.

2.2 CANCRO DA PRÓSTATA

2.2.1 Introdução geral

O cancro da próstata (CaP) é uma doença da glândula prostática que se apresenta como uma perturbação assintomática (Persec *et al.*, 2010) ou como uma neoplasia maligna sistémica rapidamente fatal (Hughes *et al.*, 2005). É o quarto cancro mais comum nos homens em todo o mundo (Costello *et al.*, 1999; Whitmore *et al.*, 2005) e a segunda principal causa de morte por cancro nos homens (Rao, 2002; Michalaki *et al.*, 2004). Prevê-se que, dentro de alguns anos, ultrapasse o cancro do pulmão como a principal causa de morte por cancro nos homens. As pessoas de ascendência africana constituem uma categoria de alto risco (Parker *et al.*, 1997).

O cancro da próstata (CaP) resulta de interacções complexas e ainda pouco claras entre o envelhecimento, os factores genéticos, as hormonas, os factores de crescimento e o ambiente (Imamoto *et al.*, 2009).

O risco de desenvolver CaP varia muito nos diferentes grupos raciais e regiões geográficas (Wolin & Colditz, 2008).

Geralmente, o cancro da próstata pode ocorrer em homens com 65 anos ou mais (Melissa, 2006; Zhou *et al.*, 2009), mas já foram tratados doentes com apenas 39 anos (Samadi, 2010). As células epiteliais do tecido glandular proliferam de forma descontrolada (o carcinoma da próstata surge principalmente na zona periférica da glândula) criando tumores primários. Estes pequenos tumores sobrevivem às células normais com diminuição da apoptose e continuam a formar tumores novos, anormais e maiores (Fig. 2).

A regulação celular perde-se e as células tornam-se menos diferenciadas. Embora a etiologia e a patogénese do cancro da próstata continuem por explicar totalmente, existem provas de uma base genética para a doença, bem como de incidentes esporádicos (Hughes *et al.*, 2005). As variantes hereditárias do CaP caracterizam-se por um início precoce, natureza agressiva e insensibilidade a factores ambientais (Chaudry *et al.*, 1991, Rowley e Mason, 1997). Vários estudos epidemiológicos e de casos controlados mostraram que a gordura da dieta tem sido implicada como um dos vários factores ambientais potenciais associados à progressão do CaP latente (Fleshner *et al.*, 2004).

Há cada vez mais conhecimentos que apoiam o papel da inflamação no cancro da próstata, incluindo estudos epidemiológicos que demonstram que existe uma diminuição do risco de cancro da próstata associado à ingestão de antioxidantes ou de medicamentos anti-inflamatórios não esteróides (Nelson & Harris, 2000; Dhanasekaran *et al.*, 2001).

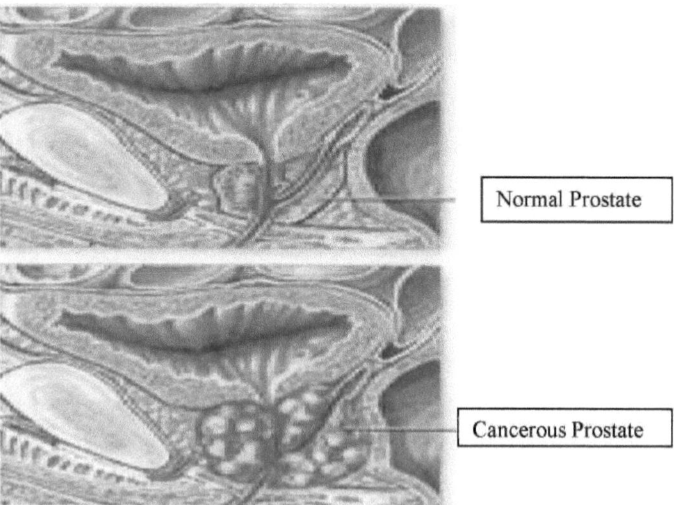

Fig 2 : Comparação entre a próstata normal e a próstata cancerosa

Estudos patológicos moleculares também apoiam o envolvimento da inflamação na etiologia do cancro da próstata (Hughes *et al.*, 2005). Se a malignidade for descoberta precocemente, o cancro da próstata tem uma taxa de cura superior a 90% (Samadi, 2010).

2.2.2 Epidemiologia

Em todo o mundo, o cancro da próstata continua a ser um problema de saúde significativo que afecta os homens, sendo a segunda principal causa de morte por cancro nos homens (Michalaki *et al.*, 2004; Hughes *et al.*, 2005). A prevalência do CaP é tão elevada que pode ser considerada um fenómeno normal relacionado com a idade (Hughes *et al.*, 2005). A incidência do CaP varia de país para país, sendo as incidências mais elevadas registadas no mundo ocidental e as mais baixas na Ásia. Entre os homens ocidentais, os familiares em primeiro grau de doentes com CaP têm um risco 3 a 5 vezes superior ao da população em geral (Ross, 1987; Steinberg, 1990; Goldgar, 1994; Whittemore, 1995; Hemminki, 1997). Nos Estados Unidos da América, quase 219 000 homens foram diagnosticados com CaP em 2007, com quase 27 100 mortes (9% de todas as mortes por cancro no sexo masculino) (Taichman & Loberg, 2007). Em 2008, a American Cancer Society comunicou que 186 320 homens foram diagnosticados com CaP e aproximadamente 28 660 morreram da doença (Crawford *et al.*, 2009). Com base em dados dos EUA, para um homem de 50 anos com uma esperança de vida de 25 anos, existe um risco de 42% de ter cancro microscópico ao longo da vida e um risco de 2,9% de morrer de cancro da próstata. Com ou sem tratamento ativo, o cancro da próstata representa um enorme encargo clínico e económico tanto para os doentes como para os sistemas de saúde dos países (Crawford *et al.*, 2009).

No Reino Unido, foram diagnosticados 35.515 novos casos de cancro da próstata em 2006. Embora se tenha verificado um enorme aumento da incidência do cancro da próstata nos últimos 20 anos no Reino Unido, este não se reflectiu nas taxas de mortalidade. Grande parte do aumento deve-se à descoberta acidental do cancro após a ressecção transrectal da próstata e, mais recentemente, à utilização de testes de PSA. Em 2000, a incidência global do cancro da próstata foi de 98 por 100 000, variando entre 5,8 por 100 000 em homens com 45-49 anos e 945,8 por 100 000 em homens com mais de 85 anos. A taxa de mortalidade foi de 35 por 100.000, variando entre 2 por 100.000 em homens com 45-54 anos e 846 por 100.000 em homens com mais de 85 anos (Melia *et al.*, 2004). Da mesma forma, dados da União Europeia mostraram em 2003 que a incidência padronizada por idade era de 65 por 100.000 e a taxa de mortalidade era de 26 por 100.000. Em 2006, foram diagnosticados cerca de 301 500 casos de CaP nos 25 países membros da UE, com as taxas mais baixas no sector sul e na Europa de Leste e as mais elevadas no norte e na Europa Ocidental (Ferlay, 2007). No Japão, a taxa de incidência foi de 22 por 100 000 e na China, a incidência de CaP foi registada como sendo de 1,54 por 100 000 (Bai *et al.*, 2005).

Com base nos dados da Organização Mundial de Saúde (OMS) sobre o cancro a nível mundial, os homens da África Ocidental têm uma incidência de cancro da próstata e uma taxa de mortalidade muito inferiores às de outras pessoas de ascendência africana nos EUA (Odedina *et al.*, 2009). Por exemplo, em comparação com os homens nigerianos, os homens afro-americanos têm mais de 10 vezes mais probabilidades de desenvolver a doença e 3,5 vezes mais probabilidades de morrer da doença (Odedina, 2006). Por outro lado, outros investigadores relataram taxas elevadas de mortalidade por cancro da próstata em Trindade e Tobago (Silverberg e Lubera, 1989); enquanto Glover *et al.* (1998) relataram taxas elevadas de incidência de cancro da próstata na Jamaica, uma população predominantemente afro-caribenha. Assim, a variabilidade do risco e da mortalidade nestas populações de ascendência africana ocidental sugere uma influência potencial e importante dos factores ambientais ou do estilo de vida no risco de cancro da próstata nestas populações susceptíveis. Contrariamente à classificação global da Agência Internacional de Investigação do Cancro (IARC) da OMS, vários estudos publicados entre 1981 e 2005 indicam uma elevada incidência de cancro da próstata nos homens nigerianos, semelhante à dos homens negros nos EUA (Odedina *et al.*, 2006).

No Gana, existem relatórios sobre o cancro da próstata nos homens ganeses em dois estudos publicados; o primeiro é uma análise dos cancros geniturinários observados no Accra Korle-Bu Teaching Hospital (Klufio, 2004), em que o cancro da próstata representava 64% (349 casos) de todos os cancros geniturinários observados durante um período de dez anos (1980-1990). Noutro estudo, Wiredu e Armah publicaram, em 2006, um artigo que incluía uma análise de 10 anos de todos os padrões de mortalidade por cancro (1991-2000) na mesma instituição, com base em dados de autópsias e certificados de óbito (Wiredu & Armah, 2006). Verificaram que o cancro da próstata era a segunda principal causa de morte por cancro (286 casos). No entanto, estes dois relatórios não apresentavam a incidência, prevalência ou mortalidade reais do cancro da próstata. O Grupo de Investigação do Cancro da Próstata do Gana (GPCRG, 2008), no seu relatório não publicado, tem dados que mostram que os resultados histológicos do Hospital Universitário de Korle-Bu (Gana) e do John Hopkins (EUA) indicam que 7% (73/1037) do tecido prostático examinado eram cancro da próstata, 26% (266/1037) eram hiperplasia benigna da próstata (HBP) e prostatite crónica e 0,6% (6/1037 casos) eram normais. Dada a falta de dados globais sobre a incidência do cancro e a mortalidade a nível nacional, é justo concluir que as taxas de cancro da próstata no Gana são subestimadas e subnotificadas.

2.2.3 . Factores de risco

Foi identificada uma vasta gama de factores relacionados com o desenvolvimento e a progressão do cancro da próstata, embora os seus papéis não sejam completamente compreendidos. Muitos destes factores de risco são ainda objeto de investigação e a eliminação de factores de risco controláveis não é garantia de prevenção. Num estudo de acompanhamento sobre os factores de risco para a incidência e progressão do cancro da próstata entre os profissionais de saúde (Giovanucci *et al.*, 2007), apenas quatro factores tiveram uma associação clara e estatisticamente significativa com o cancro da próstata globalmente incidente: Raça afro-americana, história familiar positiva, maior ingestão de molho de tomate e ingestão de ácido alfa-linolénico (Giovanucci *et al.*, 2007). Verificou-se que um maior nível de atividade física estava associado a um menor risco. Em contrapartida, no caso do cancro da próstata fatal, um historial recente de tabagismo, uma altura superior, um IMC mais elevado, um historial familiar e uma ingestão elevada de cálcio e de ácido α-linoleico foram associados a um aumento do risco estatisticamente significativo (Giovanucci *et al.*, 2007). Para além dos factores ambientais, sociais, nutricionais e do estilo de vida, a genética pode desempenhar um papel importante na decisão do motivo pelo qual um homem pode ter um risco mais elevado do que outro para o CaP. Foram descritas anomalias moleculares associadas ao CaP (Hughes *et al.*, 2005), incluindo perdas ou ganhos cromossómicos, amplificações de genes, mutações que levam a aumentos ou diminuições da expressão genética e mutações que levam a alterações na função de genes reguladores necessários para o controlo do crescimento das células tumorais e da apoptose (Abate-Shen & Shen, 2000).

2.2.3.1 Idade

Entre os vários factores conhecidos ou suspeitos de aumentar o risco de cancro da próstata, o mais comum é a idade (Abate-Shun & Shun, 2000). Quanto mais velho for, maior é a probabilidade de ser diagnosticado com cancro da próstata, que é a principal causa de morte em homens com mais de 50 anos. O risco ao longo da vida de desenvolver cancro da próstata e de morrer da doença aumenta substancialmente após os 50 anos (Kwong *et al.*, 2000). Foi estabelecido que as lesões pré-neoplásicas, conhecidas como neoplasia intra-epitelial prostática (PIN), podem ser encontradas em homens jovens de vinte anos e são bastante comuns em homens de cinquenta anos (Sakr *et al.*, 1993), embora o cancro da próstata clinicamente detetável não seja geralmente óbvio até aos 60 anos ou mais. É igualmente aceite que a incidência de carcinoma nos homens é significativamente inferior à existência de lesões pré-cancerosas nos homens. Por conseguinte, embora as alterações morfológicas associadas ao início do carcinoma possam ser relativamente comuns e detectáveis muito cedo na vida, a evolução desta lesão para um cancro invasivo ou agressivo é um acontecimento significativamente menos frequente, que pode ser observado numa população mais limitada em consequência do envelhecimento (Abate-Shen & Shen, 2000). Estima-se que, embora apenas 1 em cada 10 000 homens com menos de 40 anos seja diagnosticado com CaP, a taxa aumenta para 1 em 39 nas idades compreendidas entre os 40 e os 59 anos e para 1 em 14 nas idades compreendidas entre os 60 e os 69 anos (Melissa, 2006). Cerca de 65% de todos os cancros da próstata são diagnosticados em homens com idade superior a 65 anos (Melissa, 2006; Bloom *et al.*, 2006). O maior número de casos é diagnosticado em homens com idades compreendidas entre os 70 e os 74 anos. Se o cancro da próstata não for diagnosticado precocemente, as células em divisão começam por se estender para além da próstata, dando início a um processo de metástases. Estima-se, com base em dados post-mortem, que cerca de metade dos homens na casa dos cinquenta anos têm evidências histológicas de cancro na próstata, o que aumenta para 80% aos 80 anos, mas apenas 1 em cada 26 homens morrerá desta doença (Sakr et *al.*, 1996; Burford *et al.*, 2008).

2.2.3.2 *História da família*

Uma história familiar de CaP é também um fator de risco bem estabelecido que aumenta o risco de um indivíduo contrair a doença. A história familiar foi identificada como o fator de risco mais forte conhecido (Bloom *et al.*, 2006). Se o membro da família afetado for um parente de primeiro grau, o risco aumenta substancialmente de 1,7 para 3,7 vezes (Agalliu *et al.*, 2008). As idades mais jovens aquando do diagnóstico e a existência de múltiplos familiares afectados com a doença tendem a aumentar ainda mais o risco relativo (Steinberg *et al.*, 1990), sendo o risco mais elevado observado nos homens cujos familiares foram diagnosticados antes dos 65 anos de idade. O risco relativo está também inversamente relacionado com a idade da pessoa e com a idade dos familiares afectados (Bloom *et al.*, 2006).

A investigação demonstrou que os factores hereditários são responsáveis por uma pequena percentagem (10%) dos cancros da próstata e estão geralmente associados a uma doença de início precoce (Cannon *et al.*, 1992); Carter *et al.*, 1992, 1993). Foram identificados dois loci de suscetibilidade familiar no cromossoma X e numa região do cromossoma 1q (Smith *et al.*, 1996; Xu *et al.*, 1998), embora os respectivos genes candidatos ainda não tenham sido identificados.

A American Cancer Society recomenda que tanto o PSA como o DRE sejam oferecidos anualmente a partir dos 50 anos de idade, a homens que tenham pelo menos 10 anos de esperança de vida. Os homens de alto risco, como os homens afro-americanos e os que têm uma forte história familiar de um ou mais familiares em primeiro grau diagnosticados numa idade precoce, devem começar a fazer o teste aos 45 anos (Steinberg *et al.*, 1990). Os homens com um risco ainda mais elevado, devido a múltiplos familiares em primeiro grau afectados numa idade precoce, devem iniciar os testes aos 40 anos.

2.2.3.3 *Corrida*

Os homens de ascendência africana têm duas vezes mais probabilidades de desenvolver cancro da próstata e de morrer da doença do que os caucasianos e, em comparação com os homens de outras raças, os homens afro-americanos (AAM) têm mais probabilidades de serem diagnosticados numa fase avançada. A variação racial do cancro da próstata nos Estados Unidos, por exemplo, é acentuada, tendo os AAM uma taxa de incidência que é uma vez e meia superior à incidência da doença entre os brancos e quase três vezes superior à taxa de incidência observada nos homens de origem asiática (Greenlee *et al.*, 2000). A taxa de incidência do cancro da próstata clínico nos AAM é cinquenta vezes superior à dos homens chineses (Bai, 2005) e os AAM apresentam um cancro da próstata mais avançado quando diagnosticado. Foram sugeridas várias razões, que incluem diferenças nos tratamentos e no comportamento de procura de cuidados de saúde, crenças culturais, factores dietéticos e genéticos. No entanto, o CaP nos homens negros não é inerentemente mais agressivo do que nos homens brancos (Grossfeld *et al.*, 2002). Underwood *et al.* (2002) referem que os homens negros com cancro da próstata local/regional têm menos probabilidades de receber terapêutica ativa do que os homens brancos, mesmo quando se controla o grau de apresentação. Powell *et al.* (2002), analisando especificamente a influência da raça, descobriram que, no início da década de 1990, quando os homens se apresentavam em idades mais avançadas e com doença em estádio mais avançado, a raça era um fator de previsão independente dos resultados. A taxa de mortalidade no AAM é duas vezes superior à dos homens brancos e a sobrevivência específica por estádio no AAM é inferior à dos homens brancos (Greenlee *et al.*, 2000). As razões para os factores de raça e nacionalidade não foram cientificamente determinadas.

O desenvolvimento e a progressão dos tumores da próstata são influenciados pelos androgénios, incluindo a testosterona e a diidrotestosterona (Coffey, 1979). Vários estudos identificaram relações entre a testosterona sérica pré-tratamento e o estádio clínico do CaP e a sobrevivência dos doentes, sugerindo que o nível de testosterona sérica pré-tratamento tem potencial como fator de prognóstico para o CaP (Chen *et al.*, 2002; Freedland *et al.*, 2005).

Estudos revelaram que os afro-americanos têm níveis de testosterona plasmática 10-20% mais elevados do que os brancos. Os níveis plasmáticos de glucuronido de androstanediol eram semelhantes nos afro-americanos e nos homens brancos, mas mais baixos nos homens japoneses (Ross, 1986; Ross *et al.*, 1992). Entre os homens mais velhos, os afro-americanos apresentavam um rácio diidrotestosterona-testosterona mais elevado do que os asiáticos e os níveis dos brancos eram intermédios (Wu *et al.*, 1995). Não se sabe se as diferenças normais nos níveis das hormonas sexuais por raça podem explicar a variação do risco de cancro da próstata entre as diferentes raças.

2.2.3.4 *Inflamação*

A inflamação desempenha um papel em muitos cancros (Kallakury et *al.*, 1996) e tem sido implicada como um fator que contribui parcialmente para o desenvolvimento e progressão do cancro da próstata. Pensa-se que a inflamação crónica promove a carcinogénese e pode predispor um indivíduo para o cancro (O'Byrne *et al.*, 2001; Schacter *et al.*, 2002; Hussain *et al.*, 2003). Isto é aceitável tendo em conta o facto de a variação da sequência poder resultar de insultos ambientais, que diferem entre indivíduos e entre populações. Os factores que contribuem para a inflamação são os agentes infecciosos, os agentes químicos ou a radiação. A inflamação crónica pode levar à tumorigénese, danificando o ADN através de espécies de radicais de oxigénio e azoto, aumentando a proliferação celular e estimulando a angiogénese (Coussens *et al.*, 2002). Em estudos epidemiológicos, foi demonstrado que as infecções sexualmente transmissíveis e a prostatite aumentam o risco de cancro da próstata (Dennis *et al.*, 2002). Além disso, os estudos mostraram um risco acrescido de cancro da próstata associado a infecções sexualmente transmissíveis, independentemente da infeção em particular, sugerindo que é a inflamação associada e não uma infeção causal específica que está envolvida no cancro da próstata (Hayes *et al.*, 2000; Dennis *et al.*, 2002).

Os histopatologistas de diagnóstico também propuseram que uma lesão prostática denominada atrofia inflamatória proliferativa (AIP) é um precursor da neoplasia intra-epitelial prostática (PIN) e do cancro da próstata (Hughes *et al.*, 2005). Pensa-se que as lesões surgem como consequência da proliferação regenerativa das células epiteliais da próstata em resposta a lesões causadas por oxidantes inflamatórios (De Morzo *et al.*, 1999). A resposta ou a presença de variáveis inflamatórias pode, portanto, afetar o desenvolvimento e a progressão do cancro da próstata. Há cada vez mais conhecimentos que demonstram que existe uma diminuição do risco de cancro da próstata associado à ingestão de antioxidantes ou de anti-inflamatórios não esteróides (AINE) (Clark *et al.*, 1998; Nelson et *al.*, 2000). Num futuro próximo, poderá ser prática comum a prescrição de medicamentos anti-inflamatórios para diminuir o risco de desenvolvimento de cancro da próstata (Hughes et *al.*, 2005). Tanto o risco de cancro como os níveis plasmáticos de marcadores inflamatórios aumentam com a idade (II'yasova *et al.*, 2005) e a idade tem demonstrado ser o fator de risco mais comum associado à incidência do cancro da próstata.

2.2.3.5 *Dieta e nutrição*

Sabe-se que os homens que consomem dietas ricas em produtos lácteos e carnes vermelhas (que, por acaso, também tendem a comer menos vegetais e fruta) correm um risco acrescido de desenvolver cancro da próstata (Park *et al.*, 2007; Rohrmann *et al.*, 2007). Os produtos lácteos e as carnes vermelhas representam as principais fontes alimentares de ácidos gordos de cadeia ramificada, que são os substratos para a AMACR (Wanders *et al.*, 2001). Quando homens de um país de baixo risco se mudam para os EUA (onde as taxas de cancro da próstata são elevadas) e começam a comer uma dieta ocidental, as suas taxas de cancro da próstata aumentam drasticamente (Haenszel & Kurihara, 1968; Whittmore *et al.*, 1995).

Níveis cronicamente elevados de substratos de ácidos gordos de cadeia ramificada, como o ácido pristânico, nas dietas ocidentais, podem potencialmente contribuir para a indução de AMACR (Kumar-Sinha *et al.*, 2003). As dietas pobres em frutas e legumes são reconhecidas como factores de alto risco para o cancro da próstata. O consumo de determinadas substâncias pode reduzir o risco de cancro da próstata. Estas incluem as vitaminas D e E, o mineral selénio e os licopenos, que se encontram em vegetais como o tomate e em frutos como a melancia (Chan *et al.*, 2005). As provas in vitro sugerem que a 1, 25 (OH) 2D, a forma biologicamente ativa da vitamina D, pode inibir o crescimento das células epiteliais prostáticas (Platz *et al.*, 2000). No entanto, a ingestão de cálcio, que reduz a produção de 1, 25(OH) 2D, está diretamente associada ao risco de cancro da próstata (Giovannucci *et al.*, 1998). Um estudo realizado por Kirsh *et al.* (2007) demonstrou que uma ingestão elevada de vegetais crucíferos, incluindo brócolos e couve-flor, pode estar associada a um risco reduzido de cancro da próstata agressivo, em particular de doença extraprostática. Num outro estudo sobre a ingestão de suplementos e de vitamina E, beta-caroteno e vitamina C na dieta e o cancro da próstata, Kirsh *et al.* (2006) não encontraram um forte apoio para a implementação a nível populacional de suplementos antioxidantes em doses elevadas para a prevenção do cancro da próstata. Referiram que a suplementação com vitamina E em homens fumadores e a suplementação com beta-caroteno em homens com baixa ingestão de beta-caroteno na dieta estavam associadas a um risco reduzido desta doença.

Num estudo realizado por Chan *et al.* sobre a ingestão de vitamina E suplementar e o risco de CaP numa grande coorte de homens nos EUA, concluíram que a vitamina E suplementar não estava associada ao CaP em geral, mas uma associação inversa sugestiva entre a vitamina E suplementar e o risco de CaP metastático ou fatal entre os fumadores e os que deixaram recentemente de fumar era consistente com o ensaio finlandês entre os fumadores (Chan *et al.*, 1999). É importante notar que só existem dados de ensaios clínicos aleatórios para a vitamina E, o cálcio, o beta-caroteno e o selénio. Os elementos dietéticos potencialmente protectores incluem os ácidos gordos ómega 3, a soja, as isoflavonas e os polifenóis; enquanto o leite, os produtos lácteos, o cálcio, o zinco em doses elevadas, a gordura saturada, as carnes grelhadas e as aminas heterocíclicas podem aumentar o risco de CaP (Chan *et al.*, 2005). O efeito destas substâncias no risco de cancro da próstata continua a ser objeto de investigação médica.

Com base na literatura anterior, Richman *et al.* (2010) colocaram a hipótese de que os itens de carne ricos em gordura saturada poderiam aumentar o risco de progressão do CaP. Examinaram a associação entre o consumo pós-diagnóstico de carne vermelha processada e não processada, peixe, aves e ovos e o risco de recorrência ou progressão do CaP (Richman *et al.*, 2010). Concluíram que os seus resultados apoiavam a hipótese de que a dieta poderia influenciar a progressão do CaP entre homens com doença localizada. Em particular, o consumo de aves de capoeira com pele e ovos pode estar associado a um risco acrescido de progressão do CaP.

Outros estudos não confirmaram a descoberta amplamente divulgada de uma ligação entre o consumo de gordura e o risco de CaP nos homens (Crowe *et al.*, 2008). Crowe *et al.* investigaram se o consumo de gorduras alimentares, subtipos de gorduras e gorduras de produtos animais estavam associados ao risco de CaP. Após um período de seguimento médio de 8,7 anos, envolvendo 142 520 homens da European Prospective Investigation into Cancer and Nutrition (EPIC), os investigadores não conseguiram estabelecer uma ligação entre o risco de CaP e a gordura da carne vermelha, dos produtos lácteos e do peixe. Após o ajuste para a altura, peso, tabagismo, educação, estado civil e ingestão de energia, a conclusão deste grande estudo multicêntrico foi que não havia associação entre a gordura alimentar e o risco de CaP (Crowe *et al.*, 2008).

O mecanismo pelo qual os ácidos gordos saturados ou a carne podem influenciar o risco de CaP permanece desconhecido; algumas hipóteses envolvem o fator de crescimento semelhante à insulina-1 (IGF-1), o metabolismo hormonal e os danos causados pelos radicais livres (Gann *et al.*, 1994; Norrish *et al.*, 1999; Allen *et al.*, 2000; Habito *et al.*, 2000; Ngo *et al.*, 2003). O IGF-1 é uma hormona associada a um maior risco de CaP (Chan *et al.*, 2002; Pollack *et al.*, 2004). As gorduras totais e específicas (Kolonel *et al.*,1988; Hursting *et al.*,1990;West *et al.*, 1991; Gann *et al.*, 1994; Whittemore *et al.*, 1995; Godley *et al.*, 1996; Harvei *et al.*, 1997; Lee *et al.*, 1998), Tzonou *et al*, 1999; De Stefani *et al.*, 2000; Ramon *et al.*, 2000) e carne vermelha (Graham *et al.*, 1983; Bravo *et al.*, 1991; Talamini *et al.*, 1992; Giovannucci *et al.*, 1993; Gann *et al.*, 1994; Le Marchand *et al*, 1994; De Stefani *et al.*, 1995; Ewigs *et al.*, 1996; Veierod *et al.*, 1997; DeneoPellegrini *et al.*, 1999; Norish *et al.*, 1999; Schuumann *et al*, 1999) têm sido geralmente associados a aumentos moderados a fortes no risco de desenvolvimento de CaP, embora alguns estudos não tenham registado associações

(Metlin *et al.*, 1989; Severson *et al.*, 1989; La Vecchia *et al.*, 1991; Key *et al.*, 1997; Veierod *et al.*, 1997; Villeneuve *et al.*, 1999).

As evidências de dois grandes estudos prospectivos (Terry *et al.*, 2001) e de um estudo de controlo de casos mais pequeno (Norrish *et al.*, 1999) sugerem um efeito protetor da ingestão de peixe na incidência e mortalidade do CaP (Terry *et al.*, 2003). Um componente nutricional único do peixe são os ácidos gordos ómega 3 marinhos de cadeia longa. Dada a elevada correlação nas dietas humanas entre a ingestão de peixe e de ácidos gordos ómega 3 marinhos, é difícil saber se os ácidos gordos ou algum outro aspeto da ingestão de peixe são responsáveis por estas associações. No entanto, pequenos estudos em humanos e investigação *in vitro* com xenoenxertos de ratinhos sugerem que os ácidos gordos ómega 3 marinhos ou a proporção de ácidos gordos ómega 3 marinhos: ómega 6 podem modular a via da ciclo-oxigenase-2 e afetar potencialmente o desenvolvimento do CaP (Kamali *et al*, 1987; Rose *et al.*, 1991; Chaudry *et al.*, 1994; Tjandrawinata *et al.*, 1997; Aronson *et al.*, 2001; Chen *et al.*, 2001; Hughes-Fulford *et al.*, 2001; Chung *et al.*, 2001; Augustsson *et al.*, 2003; Kobayashi *et al.*, 2004).

É provável que a influência da dieta e da nutrição no risco de cancro da próstata seja influenciada pela suscetibilidade em genes relevantes. A manganês-superóxido dismutase (MnSOD) é uma enzima antioxidante mitocondrial, recentemente identificada como um potencial gene supressor de tumores no cancro da próstata humano (Venkataraman *et al.*, 2004: Venkataraman *et al.*, 2005). Dados limitados mas provocadores indicam que esta variante da MnSOD influencia o risco de cancro da próstata (Woodson *et al.*, 2003; Li *et al.*, 2005). Estudos laboratoriais demonstraram que os extractos de chá verde podem impedir o crescimento das células cancerígenas e alguns investigadores acreditam que isto poderia explicar o baixo risco de cancro da próstata nos países asiáticos (Liao *et al.*, 1995; Mohan *et al.*, 1995; Carlin *et al.*, 1996; Ahmad *et al.*, 1997).

A epigalocatequina-3-galato (EGCG), o principal e mais potente composto polifenólico do chá verde, demonstrou ter efeitos anticancerígenos contra vários tipos de cancro (Lee *et al.*, 2008). Além do composto EGCG, foi utilizado um derivado sintético, o peracetato de EGCG, para investigar os efeitos inibitórios no crescimento do cancro da próstata independente de androgénios in vivo. Os resultados obtidos mostraram que o tratamento com EGCG e compostos EGCG-P suprimiu o crescimento de xenoenxertos sem causar quaisquer efeitos secundários detectáveis em ratinhos nus (Lee *et al.*, 2008). A supressão do crescimento do tumor foi correlacionada com a diminuição do nível sérico de PSA, juntamente com a redução da angiogénese do tumor e um aumento da apoptose nas células do cancro da próstata. Os resultados mostraram que o tratamento com EGCG e EGCG-P inibiu o crescimento do tumor e a angiogénese, ao mesmo tempo que promoveu a apoptose das células cancerígenas da próstata in vivo, sugerindo que o EGCG-P poderia ser um composto mais estável e útil para aumentar os efeitos terapêuticos anticancerígenos no PCa independente de androgénios (Lee *et al.*, 2008).

2.2.3.6 Inatividade física

É amplamente aceite que os homens com 65 anos ou mais que praticavam exercício físico vigoroso pelo menos 3 horas por semana tinham um risco 70% inferior de serem diagnosticados com cancro avançado, o que implica que a inatividade física contribui para um maior risco de cancro da próstata avançado. Os efeitos benéficos do exercício físico podem ser particularmente relevantes para os homens mais velhos (Kushi *et al.*, 2006).

Numa análise de 2002 sobre a associação entre o peso corporal e o risco de cancro, a Agência Internacional de Investigação sobre o Cancro (IARC) não encontrou provas suficientes que ligassem a obesidade ou a adiposidade abdominal ao risco de cancro da próstata. No entanto, Wolin e Colditz (2008), numa outra revisão apresentada à IARC e ao World Cancer Research Fund e ao American Institute for Cancer Research (WCRF/AICR), apresentaram provas suficientes para sugerir uma associação positiva entre o aumento do peso corporal e o risco de doença fatal ou agressiva. Em conjunto, estes resultados indicam que a perda de peso está associada a uma redução do risco de cancro, enquanto o aumento de peso aumenta o risco.

A evidência científica indica que a atividade física pode reduzir o risco de vários tipos de cancro, incluindo o da mama, do cólon, da próstata e do endométrio (Vaino & Bianchini, 2002; Patel *et al.*, 2003; Patel *et al.*, 2005). A atividade física actua de várias formas para influenciar o risco de cancro (McTiernan *et al.*, 1998). A atividade física regular e intencional ajuda a manter um peso corporal saudável, equilibrando a ingestão calórica com o gasto de energia (NIH Concensus Development on Physical Activity and Cardiovascular Health, 1996). Outros mecanismos através dos quais a atividade física pode ajudar a prevenir certos tipos de cancro podem envolver efeitos directos e indirectos, incluindo a regulação das hormonas sexuais, insulina, prostaglandinas e vários efeitos benéficos no sistema imunitário (Vainio *et al.*, 2002; McTiernan *et al.*, 2004, McTiernan *et al.*, 2004). Os benefícios de um estilo de vida fisicamente ativo excedem largamente a redução do risco de cancro (Vaino & Bianchini, 2002).

A associação entre o risco de cancro da próstata e a altura foi investigada (Zuccolo *et al.*, 2008). A altura foi fortemente associada ao risco de tumores de alto grau, com cada 10 cm a aumentar o risco em 23%; enquanto a associação com o risco de cancro da próstata foi de um aumento de 10 cm na altura, o que conferiu um aumento de 6% no risco total de cancro da próstata e um aumento de 12% no risco de cancros avançados/agressivos. Os autores sugerem que esta associação pode estar relacionada com os efeitos duradouros da exposição ambiental na infância, mediados pelos níveis do fator de crescimento semelhante à insulina. Globalmente, os resultados relativos ao índice de massa corporal (IMC) ilustraram a complexidade do estudo do cancro da próstata.

Nos estudos realizados por Giovannucci et al. (1998) e Giovannucci *et al.* (2003), os autores referiram que não havia associação com o cancro da próstata total, mas uma associação inversa nos homens mais jovens e uma associação positiva sugestiva nos homens mais velhos. Num outro estudo (Giovannucci *et al.,* 2007), os investigadores verificaram que o IMC estava positivamente associado ao risco de cancro da próstata fatal, especialmente nos homens mais velhos. A maioria dos estudos não demonstrou uma associação entre o IMC e o cancro da próstata incidente (Engeland *et al.*, 2003; MacInnis & English, 2006), mas foi observada com mais frequência uma associação com o cancro da próstata fatal.

Estudos anteriores que examinaram a relação entre o índice de massa corporal (IMC) em adultos e o risco de desenvolvimento de CaP apresentaram resultados mistos (Freedland & Platz, 2007). Vários estudos de coorte concluíram que o aumento do IMC estava associado a um risco acrescido de desenvolvimento de CaP (Veierod *et al.*, 1997; Putnam *et al.,* 2000; Engeland *et al.,* 2003). Depois de analisar os dados epidemiológicos que relacionam a obesidade e o CaP, Freedland e Platz referiram que a obesidade estava associada a um risco reduzido de doença não agressiva, mas a um risco aumentado de doença agressiva. Isto pode, em parte, ser explicado por um viés inerente à incapacidade de detetar PCA em homens obesos (valores mais baixos de PSA e glândulas prostáticas maiores tornam a biopsia menos precisa para detetar um cancro existente). Em conjunto, isto pode levar a um aumento do risco de recorrência do cancro após a terapêutica primária e a um aumento do risco de mortalidade por cancro da próstata. A associação entre a obesidade e o cancro da próstata é complexa. Os dados emergentes sugerem um efeito diferencial da obesidade em função da agressividade da doença: a obesidade pode reduzir o risco de doença não agressiva e pode promover a doença agressiva.

Noutro relatório sobre antropometria e risco de CaP, Littman *et al.* (2006) não encontraram qualquer associação de CaP com a idade em que a altura máxima foi atingida. Verificaram que os homens com excesso de peso apresentavam um risco acrescido de cancro agressivo, enquanto o IMC estava associado a um risco acrescido entre os jovens com mais de 25 anos. A obesidade aos 30 e 45 anos foi associada a um risco reduzido de cancro do colo do útero não agressivo. Os seus resultados demonstram a complexidade da epidemiologia do CaP e a importância de examinar os factores de risco de acordo com as características do tumor (Littman *et al.*, 2006).

2.2.3.7 *Factores ambientais*

Para além dos muitos factores identificados com o risco de cancro da próstata, tem-se verificado que os factores ambientais influenciam o desenvolvimento do cancro da próstata. Por exemplo, o risco de cancro da próstata nos imigrantes asiáticos nos Estados Unidos e nos asiático-americanos de segunda geração começa a aproximar-se do dos brancos (Platz *et al.*, 2000), presumivelmente devido a alterações nos padrões tradicionais de alimentação e estilo de vida asiáticos. Os imigrantes japoneses nos EUA desenvolvem a doença a uma taxa mais elevada, apesar de a incidência de cancro da próstata no Japão ser das mais baixas do mundo, o que sugere que tanto os factores genéticos como os ambientais desempenham um papel crucial no desenvolvimento da doença (Ma *et al.*, 2008). Num estudo realizado com homens japoneses que emigraram para Los Angeles, as taxas de incidência foram quatro a nove vezes mais elevadas na primeira geração de imigrantes do que nos homens que viviam no Japão e, na segunda geração, as taxas eram aproximadamente iguais às da população geral dos EUA (Shimizu *et al.*, 1991). As pessoas cuja dieta inclui um consumo elevado de vegetais e baixo teor de gordura têm geralmente taxas mais baixas de cancro da próstata. Mesmo que os homens migrem de um país de baixo risco para um país de alto risco e, subsequentemente, alterem a sua dieta de uma dieta pobre em gordura e rica em vegetais para uma dieta rica em gordura e pobre em vegetais, as suas taxas de cancro da próstata aumentam drasticamente, embora não esteja confirmado se tal se pode dever à ingestão de gordura (Whittmore *et al.*, 1995).

Os efeitos dos produtos agroquímicos têm sido associados à incidência do cancro da próstata, mas este facto ainda não foi confirmado. A exposição a alguns pesticidas agrícolas pode estar associada a um risco acrescido de cancro da próstata entre os aplicadores de pesticidas, de acordo com um grande estudo (Agricultural Health Study-AHS, 2003), que analisa as causas do cancro e de outras doenças na comunidade agrícola da Carolina do Norte e do Iowa, nos EUA. Este estudo, que contou com a colaboração do National Cancer Institute (NCI), do National Institute of Environmental Health Sciences e da Environmental Protection Agency, revelou que o brometo de metilo estava associado ao risco de cancro da próstata em todo o grupo de estudo, ao passo que a exposição a seis outros pesticidas estava associada a um risco acrescido de cancro da próstata apenas nos homens com antecedentes familiares da doença. No estudo que envolveu 55 332 homens durante um período de 4,3 anos, foi referido que o risco de desenvolver cancro da próstata era 14% superior para os aplicadores de pesticidas em comparação com a população em geral. Verificou-se que o risco de cancro da próstata aumentava com o aumento da frequência de utilização do brometo de metilo e com o aumento do tempo de exposição a este pesticida. Os riscos elevados foram observados apenas nos dois níveis mais elevados de exposição.

Os riscos eram duas a quatro vezes mais elevados nos homens expostos do que nos homens que não estavam expostos ao brometo de metilo. O Instituto Nacional de Segurança e Saúde Ocupacional (NIOSH) classifica o brometo de metilo como potencialmente cancerígeno, baseando os seus relatórios em estudos com animais. Os investigadores encontraram outra ligação entre os pesticidas e o cancro da próstata: entre os homens com antecedentes familiares de cancro da próstata, a exposição a seis pesticidas (clorpirifos, coumafos, fonofos, forato, permetrina e butilato) foi associada a um risco acrescido de cancro da próstata. Vários estudos ocupacionais anteriores relacionaram a agricultura com o risco de cancro da próstata e, à medida que os estudos prosseguem e os participantes envelhecem, vão surgindo novos casos de cancro e outras doenças. Os investigadores poderão confirmar ou refutar os resultados actuais.

2.2.3.8 Vasectomia

A possível associação entre a vasectomia e o risco de cancro da próstata constitui um importante problema de saúde pública. A vasectomia é um método de contraceção generalizado e extremamente eficaz, estimando-se que 500 000 homens americanos sejam submetidos a este procedimento todos os anos (Marquette *et al.*, 1995; Peterson, 1995). Estudos anteriores que sugeriam uma potencial relação entre a incidência de cancro da próstata e a vasectomia suscitaram apreensão tanto nos homens vasectomizados como nos prestadores de cuidados de saúde. Os resultados de estudos epidemiológicos sobre a vasectomia e o cancro da próstata têm sido inconsistentes (Stanford *et al.*, 1999). Alguns estudos sugerem que os homens que foram submetidos a vasectomia podem ter um risco ligeiramente aumentado de cancro da próstata, porque os níveis de testosterona permanecem mais elevados durante mais tempo nos homens vasectomizados. A maior parte dos estudos não apoia uma associação entre a vasectomia e o cancro da próstata, mas alguns sugerem uma ligação (Stanford *et al.*, 1999). Entre os estudos que registaram um aumento do risco, alguns concluíram que este risco era mais elevado nos homens com menos de 35 anos quando fizeram a vasectomia (Stanford *et al.*, 1999). No entanto, esta ligação aparente permanece inconclusiva devido à falta de consistência dos casos estudados. Hsing *et al.* (1994), num estudo que envolveu homens chineses com 80 anos ou mais, concluíram que os homens com uma história de vasectomia podem ter um risco acrescido de cancro da próstata, mas Sunny (2005) não confirmou este facto em homens vasectomizados em Mumbai, na Índia.

Um estudo rigoroso realizado na Nova Zelândia, por exemplo, que tem as taxas de vasectomia mais elevadas do mundo, bem como a comunicação obrigatória de todos os novos casos, não detectou qualquer aumento do cancro da próstata devido ao procedimento, mesmo 25 anos após a operação (Kaufman, 2002). Embora o estudo fosse mais do que suficiente para detetar um aumento do risco de cancro da próstata associado à vasectomia, não foi encontrado nenhum. Stanford *et al.* (1999) não encontraram apoio para a hipótese de a vasectomia estar associada a um risco acrescido de desenvolver cancro da próstata.

2.2.3.9 Fumar

O consumo de cigarros foi considerado a principal causa de morte por cancro, mas a relação entre o consumo de cigarros e o CaP tem sido inconsistente, com alguns estudos a indicarem que não existe qualquer relação (Ross *et al.*, 1987; Fincham *et al.*, 1990; Wynder *et al.*, 1991), enquanto alguns relatórios mostram associações fracas entre o consumo de cigarros e a mortalidade por CaP (Doll *et al.*, 1994; Adani *et al.*, 1996). Outros estudos concluíram que os fumadores apresentam um risco mais elevado de mortalidade por CaP (Hsing *et al.*, 1990; Hsing *et al.*, 1991; Coughlin *et al.*, 1996; Rodriguez *et al.*, 1997). Uma grande investigação de veteranos dos EUA (Hsing *et al.*, 1991) encontrou um risco elevado entre os fumadores actuais na linha de base durante os 8,5 anos iniciais de acompanhamento, mas este risco foi atenuado durante os 26 anos de acompanhamento. Este resultado sugere que apenas o consumo relativamente recente de tabaco influenciou o risco de mortalidade por CaP, uma vez que muitos fumadores deixaram de fumar ao longo do tempo. Uma possível explicação para os resultados mais consistentes para a mortalidade do que para a incidência é o facto de os fumadores poderem atrasar o diagnóstico e o tratamento, o que poderia resultar numa sobrevivência mais fraca. Em alternativa, o tabaco pode teoricamente induzir os cancros da próstata a desenvolver um fenótipo mais agressivo ou pode causar o desenvolvimento de um subconjunto distinto de cancros rapidamente progressivos. Dois estudos (Daniell, 1995; Hussain *et al.*, 1992) concluíram que os fumadores têm mais probabilidades de serem diagnosticados com cancros da próstata em fase avançada ou de elevado grau histológico.

Os estudos que concluíram que os fumadores apresentavam um risco mais elevado de mortalidade por cancro da próstata não conseguiram distinguir se a associação resultava de um diagnóstico e tratamento tardios entre os fumadores, da incapacidade de controlar os factores de confusão ou dos efeitos directos do consumo de tabaco. O facto de, quando os homens deixam de fumar, no espaço de uma década o seu risco de cancro da próstata voltar a um nível que não é substancialmente diferente do dos não fumadores (Woodward, 2003) indica que a associação entre o consumo de tabaco e o risco de cancro da próstata deve ser investigada mais aprofundadamente. A cessação do tabagismo, mesmo numa fase tardia da vida, poderia reduzir a mortalidade por cancro da próstata (Giovanucci *et al.*, 1999).

2.2.4 Tratamento e gestão

O tratamento do CaP (uma área de investigação muito ativa) é frequentemente escolhido tendo em conta a idade, a esperança de vida e quaisquer problemas de saúde graves que o doente possa ter. Outros factores considerados incluem o estádio da doença, a probabilidade de cada tratamento ser curativo, os resultados esperados e os potenciais efeitos secundários associados a cada procedimento (Potters *et al.*, 2004; Roemeling *et al.*, 2006). Existem várias opções de tratamento disponíveis para o CaP localizado, incluindo prostatectomia radical (PR), espera vigilante (WW), radioterapia (PR), que inclui braquiterapia (BT), radioterapia de feixe externo (EBRT), terapia hormonal (HT) e terapia de privação de androgénio (ADT), (D'Amico *et al.*, 1998; Thompson *et al.*, 2007; Wilt *et al.*, 2008).

A terapia hormonal pode aumentar a morbilidade gastrointestinal e genitourinária (Schultheiss *et al.*, 1997; Sanguineti *et al.*, 2002) e o risco de impotência permanente (Zelefsky *et al.*, 1999). Outras opções de tratamento incluem quimioterapia, crioterapia (Gonder *et al.*, 1966), utilização de anticorpos monoclonais e vacinas contra o CaP (America Cancer Society, 2010). A crioterapia está atualmente indicada em doentes de baixo risco como alternativa à prostatectomia ou à radioterapia, em doentes de alto risco cirúrgico como terapêutica primária e em doentes que não responderam à radioterapia como procedimento de salvamento (Han *et al.*, 2003; Horger, 2004).

Vários factores tornam o CaP um alvo particularmente atraente para a terapia genética (GT), incluindo a anatomia do órgão, a história da doença e o conhecimento avançado da base molecular do CaP (Steiner *et al.*, 2002). A possibilidade de conceber tratamentos dirigidos a toda a glândula alarga o leque de estratégias de seleção disponíveis para a terapia genética. O CaP tem um crescimento relativamente lento, com apenas 1,3% das células a entrar na fase S da divisão celular por dia (Berges *et al.*, 1993). Por conseguinte, a capacidade de transduzir células da próstata que não se dividem pode ser um pré-requisito importante para a terapia génica *in vivo* (Lu, 2001). Os primeiros resultados de ensaios clínicos sugerem que a terapia génica pode tornar-se uma opção de tratamento importante para o CaP (Patel *et al.*, 2004).

Estão a ser desenvolvidos novos tratamentos, por exemplo, ultra-sons focalizados de alta intensidade (HIFU) que destroem as células cancerígenas aquecendo-as com feixes ultra-sónicos altamente focalizados. Estão a ser introduzidas melhorias em muitos dos métodos de tratamento habituais do CaP. O tratamento ideal para homens com CaP continua a ser controverso por várias razões, como o sub-estadiamento, uma vez que o diagnóstico por imagem nem sempre consegue identificar o CaP metastático. Além disso, a pontuação de Gleason (o padrão de ouro) é subjectiva e depende da interpretação do patologista do material de biópsia (Bracarda *et al.*, 2005). A qualidade de vida é um fator importante a ter em conta na escolha das modalidades de tratamento (Bill-Axleson *et al.*, 2005; Steineck *et al.*, 2005). Geralmente, a probabilidade de o CaP estar confinado à glândula, o grau de agressividade e as co-morbilidades contribuem para uma escolha específica da modalidade de tratamento (Potters *et al.*, 2004).

2.2.4.1 *Prostatectomia radical*

A prostatectomia radical (PR), quer seja retropúbica ou perineal, é frequentemente aplicada no cancro inicial e é relatada como reduzindo a mortalidade aos 8 anos em comparação com outras formas de tratamento. A PR reduz o risco de metástases do CaP, mas os efeitos adversos incluem o aumento do risco de disfunção erétil (DE) aos 12 meses e a sua associação com perdas urinárias (UL) (Melissa, 2006). Os dados disponíveis sugerem que, na maioria dos homens, os benefícios da PR na esperança de vida ajustada à qualidade são, na melhor das hipóteses, moderados e sensíveis às preferências individuais (Fleming *et al.*, 1993; Bill-Axleson *et al.*, 2005).

2.2.4.2 Espera vigilante

A espera vigilante (WW) implica que um homem seja submetido a uma revisão regular que incluiria sintomas, exame físico e testes de PSA. A WW ou gestão expetante foi sugerida como uma opção possível para homens seleccionados com CaP (Johanssen *et al.*, 1997). Até que o teste de confirmação oriente a seleção do tratamento, os doentes devem ponderar os potenciais riscos e benefícios das várias opções de tratamento. O risco de cirurgia, com os seus benefícios e malefícios, poderia ser substituído pelo risco de metástases e morte prematura. A WW pode conduzir a uma mortalidade mais elevada aos 8 anos em comparação com a RP em homens com cancro precoce (Melissa, 2006). A WW também conduz a taxas mais elevadas de disseminação do CaP em comparação com a RP. A WW é menos suscetível de causar DE e UL em comparação com a RP, mas a qualidade de vida pode ser semelhante aos 12 meses ou mais após a cirurgia (Melissa, 2006).

Patel *et al.* (2002) estudaram 70 homens que eram elegíveis para PR mas que adiaram a terapêutica e foram colocados em WW, concluindo que as pessoas consideradas de muito baixo risco podiam ser colocadas em WW com segurança. Embora seja evidente que os homens mais jovens com doença de alto grau não são provavelmente candidatos a esta abordagem, a WW pode ter algum mérito em doentes mais velhos com tumores bem diferenciados (Albertsen *et al.*, 1998). Outros estudos indicaram que os homens que adiaram a cirurgia tinham maior probabilidade de desenvolver uma recidiva bioquímica do que aqueles que foram submetidos a cirurgia imediata. Embora a WW não seja adequada para todos os doentes, em doentes mais velhos e de baixo risco, pode ser uma opção razoável. Nos doentes que optam por uma terapêutica ativa, é preferível proceder ao tratamento atempadamente, uma vez que o atraso pode conduzir a piores resultados a longo prazo.

2.2.4.3 Radioterapia

A radioterapia (RT) é o tratamento de doenças através de radiações ionizantes. O objetivo da RT é administrar uma dose predeterminada de radiação particulada ou electromagnética a uma determinada área do corpo, tendo o cuidado de não causar danos graves aos tecidos normais. Os recentes avanços tecnológicos estão a tornar possível direcionar a radiação com maior precisão do que no passado (Mangar *et al.*, 2005). A utilização da radioterapia conformacional (CRT), da radioterapia de intensidade modulada (IMRT) e da radiação de feixe de protões (PBR) permite tratar a glândula prostática e evitar, tanto quanto possível, a radiação dos tecidos normais. Estes métodos aumentam a eficácia da radioterapia e reduzem os efeitos secundários. A RP é eficaz na prevenção da progressão da doença em homens com CaP inicial (Mangar *et al.*, 2005).

A PR em que as fontes de radiação ionizante são implantes radioactivos, inseridos diretamente na glândula prostática para lhe dar radiação mas limitar a dose nos tecidos circundantes, é designada por braquiterapia (BT). A BT da próstata é atualmente um tratamento reconhecido para as pessoas com doença de baixo risco. Obtém resultados a longo prazo semelhantes aos de outras modalidades de tratamento. A BT pode ser utilizada como monoterapia para a doença localizada ou como tratamento de reforço após a terapia convencional para a doença localmente avançada (Mangar *et al.*, 2005). Os efeitos secundários da BT foram extensivamente estudados com medições da qualidade de vida (Nilsson et *al.*, 2004). Foram comunicados vários níveis de toxicidade genitourinária com iodo, incluindo noctúria, toxicidade dependente de cateter e incontinência de esforço (Gelblum *et al.*, 1999).

2.2.4.4 Radioterapia de feixe externo (EBRT)

A radioterapia de feixe externo (EBRT) é uma opção de tratamento do cancro da próstata em que a fonte de radiação está localizada fora do corpo e tem-se mantido como uma das principais modalidades de tratamento para doentes com cancro da próstata localizado ou localmente avançado. Nas últimas duas décadas, vários avanços tecnológicos aumentaram a precisão da EBRT e resultaram em melhores resultados. No entanto, a EBRT ou teleterapia aumenta o risco de disfunção erétil (DE) e causa toxicidade nos tecidos circundantes. Tem sido utilizada em combinação com outras terapias: terapia hormonal adjuvante, (RP), ADT, BT na tentativa de aumentar a morte das células por radiação através de efeitos sinérgicos (Melissa, 2006). O tratamento e a gestão do CaP são áreas de investigação extremamente activas, com tentativas de determinar os efeitos do tratamento para a doença precoce e de minimizar os efeitos adversos do tratamento, a fim de evitar a morte prematura e a incapacidade (Melissa, 2006; Zhou *et al.,* 2009).

2.2.4.5 Terapia de privação de androgénio (ADT)

A terapêutica de privação de androgénios (ADT) foi utilizada pela primeira vez no cancro da próstata para a doença metastática evidente e continua a ser a base da terapêutica para este grupo (Paulson, 1985). A ADT combinada com a EBRT é um padrão de cuidados no tratamento de homens com cancro da próstata de alto risco, com base em evidências que mostram um benefício de sobrevivência em vários ensaios aleatórios (Bolla *et al.*, 2002; Pilepich *et al.*, 2008). A ADT também é frequentemente utilizada para outros estados do cancro da próstata, por exemplo, para a redução do volume da próstata em homens que planeiam submeter-se a uma terapia local definitiva com BT, ou em caso de aumento do PSA após o tratamento local definitivo (Wang *et al.*, 2000; Moul *et al.*, 2007). Os investigadores relataram uma associação entre a ADT e um risco acrescido de eventos cardiovasculares, que incluem enfarte do miocárdio e mortalidade cardiovascular (Keating *et al.*, 2006; D'Amico *et al.*, 2007; D'Amico *et al.*, 2008). Esta ligação entre a terapêutica e os resultados subsequentes ou eventuais gerou um interesse e um debate crescentes sobre os efeitos metabólicos da

ADT e a sua possível associação com o aumento do risco cardiovascular em doentes com cancro da próstata. Ensaios clínicos prospectivos demonstraram que a ADT pode aumentar o risco de doença cardiovascular através do aumento do peso corporal, reduzindo a sensibilidade à insulina e resultando em dislipidemia. A ADT diminui significativamente a massa corporal magra e aumenta a massa gorda (Smith *et al.*, 2001; Berruti *et al.*, 2002; Smith, 2004) e aumenta a gordura subcutânea (Smith *et al.*, 2008). Foi relatado que os níveis séricos de colesterol, triglicéridos e lipoproteínas de alta densidade aumentam em resultado da ADT (Eri *et al.*, 1995; Smith *et al.*, 2002). Apesar de os relatórios acima referidos terem detectado uma relação entre a ADT e o risco cardiovascular, nem todos os estudos publicados referiram tais resultados. Outras análises de ensaios clínicos aleatórios (Efstathiou *et al.*, 2009; Roach *et al.*, 2008; Studer *et al.*, 2009) não registaram qualquer associação entre a ADT e a mortalidade cardiovascular.

2.2.4.6 Terapia genética

A terapia génica tem sido considerada uma cura eficaz para os doentes com doenças genéticas. A utilização da tecnologia de microarranjos de ADN permitiu aos investigadores identificar vários genes que se pensa desempenharem um papel no cancro da próstata. A possibilidade de utilizar a transferência de genes no tratamento do cancro da próstata ganhou grande popularidade entre os cientistas. Alguns vectores que têm sido utilizados para este fim são o vírus da vaccinia e o adenovírus, com as suas vantagens e limitações. Os ensaios clínicos que envolvem estes dois vectores favoreceram o adenovírus (o vetor mais frequentemente utilizado) em relação ao vírus vaccinia para a terapia genética do cancro da próstata. A tecnologia é particularmente adequada para o tratamento do cancro da próstata porque pode ser restringida com precisão ao cancro por injeção direta na próstata, evitando o resto do corpo. A terapia genética parece estar posicionada para se tornar o tratamento de eleição para o cancro da próstata, apesar dos desafios (Patel *et al.*, 2004).

2.2.5 Prognóstico

Nos homens com CaP bem diferenciado que permanece dentro da cápsula, a sobrevivência livre de progressão clínica é de 70% aos 5 anos e de 40% aos 10 anos (Melissa, 2006), enquanto o risco de progressão sintomática permanece mais elevado nos homens com CaP pouco diferenciado (Johansson & Holmberg, 1997). Quando os homens desenvolvem doença metastática, o tempo atuarial até à morte foi estimado em menos de 5 anos (Pound *et al.*, 1999). A morbilidade resultante da progressão da doença a nível local ou regional inclui hematúria, obstrução da bexiga e edema dos membros inferiores. Um relatório recente concluiu que os homens que optam por não fazer tratamento para o seu cancro da próstata localizado podem ser capazes de retardar o seu crescimento através de alterações intensivas do estilo de vida, incluindo uma dieta vegetariana rigorosa e exercício físico frequente.

2.2.6 Diagnóstico

2.2.6.1 Exame histopatológico da biopsia da próstata

As biopsias da próstata são regularmente utilizadas para chegar ao diagnóstico de CaP. A biópsia por agulha com uma pistola de mola sob orientação de ultra-sons trans-rectais (TRUS) é a base do diagnóstico. Podem ser colhidas várias amostras de biópsia de diferentes locais da glândula para obter uma representação exacta do cancro. O procedimento é efectuado sob a cobertura de antibióticos, é invasivo e tem uma morbilidade pequena mas significativa. Uma abordagem mais recente consiste em medir o fluxo sanguíneo no interior da glândula utilizando uma técnica designada por ultra-sons Doppler a cores (CDU) (os tumores têm frequentemente mais vasos sanguíneos à sua volta do que o tecido normal). Esta técnica pode tornar as biopsias da próstata mais precisas, ajudando a garantir que a parte correcta da glândula é amostrada. A classificação de Gleason (Gleason, 1977) no exame histopatológico do tecido é o melhor indicador de prognóstico (Gold Standard) até à data no CaP (Hughes *et al.*, 2005).

As lesões do cancro da próstata colocam grandes dificuldades aos investigadores devido ao seu aspeto heterogéneo e multifocal (Abate-Shen &Shen, 2000). No que diz respeito à heterogeneidade, a inspeção histológica do tecido do CaP revela tipicamente uma justaposição de glândulas benignas, focos pré-neoplásicos (PIN) e focos neoplásicos de gravidade variável (Fig.1.2). Para ter em conta esta heterogeneidade, Gleason propôs um sistema de classificação que é atualmente o sistema predominante utilizado pelos patologistas, uma vez que é um excelente indicador de prognóstico. Neste sistema, é atribuída uma pontuação com base na soma dos dois graus mais prevalentes de focos neoplásicos. Um grau de Gleason mais elevado indica um carcinoma mais avançado (Gleason, 1992).

Um sistema de estadiamento amplamente utilizado para o CaP é o sistema TNM, que descreve a extensão do tumor primário (T); se o cancro se espalhou ou não para os gânglios linfáticos próximos (N); e a presença ou ausência de metástases à distância (M) ou a disseminação das células cancerígenas da glândula prostática para outra parte do corpo (Samadi, 2010). O estadiamento desempenha um papel fundamental na decisão das opções de tratamento a que um homem pode ter direito.

2.2.7 Anomalias genéticas no CaP

A investigação sobre os genes ligados ao cancro da próstata está a ajudar os cientistas a compreender melhor como se desenvolve o cancro da próstata. Espera-se que estes estudos forneçam respostas sobre as alterações genéticas que conduzem ao cancro da próstata. Os testes para identificar os genes anormais do cancro da próstata podem também ajudar a identificar os homens de alto risco que beneficiariam de um rastreio mais intensivo ou de ensaios de quimioprevenção.

Como resultado de vários estudos genéticos (Hughes *et al.*, 2005), foram identificadas muitas mutações somáticas e anomalias cromossómicas no cancro da próstata, incluindo a sobreexpressão de oncogenes, como o bcl-2, e a subexpressão de genes supressores de tumores, como o gene da glutationa S-transferase (GSTP1), e alterações na expressão de factores de crescimento e dos seus receptores. A aplicação de novas ferramentas de investigação, como a tecnologia de microarranjos de ADN e a proteómica, ao estudo do cancro da próstata deverá melhorar o conhecimento das alterações genéticas subjacentes à iniciação, desenvolvimento e progressão da doença e, espera-se, ajudar a distinguir os tumores da próstata indolentes dos agressivos através de impressões digitais moleculares. Epidemiologicamente, o cancro da próstata pode ser dividido em formas hereditárias e esporádicas (Carter *et al.*, 1993), mas não é possível distingui-las molecularmente e não foram identificados genes hereditários altamente penetrantes que confiram o fenótipo do cancro da próstata (Hughes *et al.*, 2005).

Foram descritos polimorfismos associados ao aumento do risco de cancro da próstata, bem como ao risco de cancro da próstata avançado (Kibel *et al.*, 2003). Além disso, foram propostas variantes polimórficas de vários outros genes como possíveis contribuintes para o risco de cancro da próstata (Chen, 2001). Estudos anteriores mostraram que os polimorfismos de nucleótido único (SNP) em 8q24 estão associados a um maior risco de cancro da próstata (Cussenot *et al.*, 2008). Os seus resultados identificaram SNPs associados a cancros da próstata mais agressivos, tumores avançados ou história familiar de cancro da próstata. Os resultados de exames genómicos de ligação em famílias com cancro da próstata hereditário (HPC) implicam que o 5p13, a região cromossómica do AMACR, é a localização de um gene de suscetibilidade ao cancro da próstata (Smith, 1996; Goddard *et al.*, 2001; Hsieh et *al.*, 2001). FitzGerald *et al.* (2008) apresentaram provas significativas de associação com o risco de cancro da próstata para as variantes M9V e D175G num conjunto de dados de cancro da próstata da Tasmânia. O conhecimento da influência dos SNP no desenvolvimento e na progressão do cancro da próstata pode fornecer informações para o desenvolvimento de novas estratégias de rastreio dos doentes.

2.3 GENE AMACR E PCA

A enzima α -Methylacyl CoA racemase (AMACR) ou P504S foi identificada como um marcador específico do cancro da próstata (Jiang *et al.*, 2002). Trata-se de uma enzima mitocondrial e peroxissomal que está envolvida na β-oxidação dos ácidos gordos de cadeia ramificada (Ferdinadusse *et al.*, 2000; Rubin *et al.*, 2002; Lloyd *et al.*, 2007; Chen *et al.*, 2007). Os aumentos sustentados dos ácidos gordos de cadeia ramificada induzem uma sobre-expressão da enzima, que serve como um marcador útil para o risco de desenvolver cancro da próstata. Verificou-se que tanto as metástases não tratadas como os cancros da próstata refractários às hormonas são fortemente positivos para a

AMACR, cuja expressão está associada à diferenciação do tumor (Kuefer *et al.*, 2002). O envolvimento do AMACR no cancro da próstata está implicado na recente observação de que a expressão do AMACR é consistente e extensivamente regulada no PCa (Zheng *et al.*, 2002).

Xu *et al.* (2000) utilizaram uma combinação de subtração de cDNA e rastreio de microarranjos de elevado rendimento para identificar genes com expressão diferencial específicos dos tecidos da próstata em geral e do adenocarcinoma da próstata. As análises de subtração de bibliotecas de cDNA criadas a partir de ARN extraído de tumores da próstata, de tecido normal da próstata e de tecido pancreático normal resultaram na identificação de dois genes, P503S e P504S, que estavam sobre-expressos nos tumores da próstata e/ou no tecido normal da próstata. Xu *et al.* (2000) verificaram que o P503S era expresso tanto no adenocarcinoma da próstata como no tecido benigno da próstata. Em contrapartida, a P504S foi sobre-expressa seletivamente no adenocarcinoma da próstata e apresentou uma expressão mínima ou indetetável no tecido prostático benigno. A coloração imuno-histoquímica utilizando anticorpos monoclonais de coelho gerados contra a P504S revelou uma coloração positiva nos tumores da próstata e uma coloração negativa no tecido benigno (Beach *et al.*, 2002; Rubin *et al.* 2002; Jiang *et al.*, 2005). Utilizando bioinformática e hibridação de colónias, a sequência completa de 1621 pb para P504S foi clonada e descobriu-se que codifica a α-metilacil CoA racemase humana. Mais recentemente, Luo *et al.* (2002) utilizaram a transcrição reversa quantitativa da reação em cadeia da polimerase para demonstrar uma regulação nove vezes superior do ARNm da AMACR numa amostra clínica de cancro da próstata em comparação com o tecido normal da próstata. Em 2002, Zheng e colegas (Zheng *et al.*, 2002) descobriram que determinadas variantes de sequência no gene AMACR estão fortemente associadas ao desenvolvimento do cancro da próstata em famílias afectadas por cancro da próstata hereditário. Em particular, devido à sobre-expressão consistente do AMACR no cancro da próstata em comparação com as células normais da próstata (Beach *et al.*, 2002; Luo *et al.*, 2002; Rubin *et al.*, 2002; Jiang *et al.*, 2005), o AMACR tornou-se um biomarcador clínico padrão para o diagnóstico do cancro da próstata, com sensibilidade e especificidade que variam entre 82% e 100% e 79% e 100%, respetivamente (Jiang *et al.*, 2001).

Na histopatologia de diagnóstico, o marcador AMACR tem a capacidade de apoiar um diagnóstico de malignidade em biopsias da próstata por agulha. Apesar da sensibilidade e especificidade do AMACR, a enzima tornar-se-á uma coloração adjuvante padrão a utilizar pelos patologistas para chegar a um diagnóstico definitivo em biópsias da próstata consideradas atípicas, mas não malignas, apenas em secções típicas coradas com hematoxilina e eosina (H&E) (Evans, 2003). Existem várias formas diferentes de AMACR e algumas destas formas estão sobre-expressas no cancro (Jiang, 2004). Experiências celulares mostraram que a redução da expressão de AMACR impede a proliferação do cancro, sugerindo que poderia ser um novo alvo para o cancro da próstata (Jiang, 2004). Assim, há provs presuntivas de que a sobre-expressão de AMACR, associada a factores alimentares, pode desempenhar um papel importante na progressão do cancro da próstata.

2.4 OUTRAS DOENÇAS DA GLÂNDULA PROSTÁTICA

2.4.1 Hiperplasia benigna da próstata (BPH)

A hiperplasia benigna da próstata (HBP), um aumento da próstata, é uma doença não cancerosa da próstata em que a glândula aumenta de tamanho e acaba por obstruir completamente a bexiga devido à posição da próstata à volta da uretra. Afecta a maioria dos homens após os 50 anos de idade e representa a doença urológica mais comum entre os homens idosos (Robert *et al.*, 2009). A HBP, um crescimento excessivo não maligno (bastante comum entre os homens idosos), começa na zona de transição da glândula (Abate-Shen & Shen, 2000; Walsh, 2010) e cresce para dentro em direção ao núcleo da próstata, apertando constantemente à volta da uretra e interferindo com a micção.

Os sintomas da HBP podem variar desde um incómodo mínimo até à retenção urinária e à insuficiência renal (Robert *et al.*, 2009). Embora os processos celulares e moleculares exactos subjacentes à patogénese da HBP não tenham sido totalmente explicados, algumas evidências sugerem que a inflamação prostática pode ser um componente-chave no aumento da próstata e na progressão da HBP, sendo as biopsias transrectais responsáveis pela contaminação bacteriana da glândula prostática (Robert *et al.*, 2009). A HBP é caracterizada por um aumento dos componentes epiteliais e estromais da próstata, com glândulas dilatadas e aumento do músculo liso estromal e do colagénio. São frequentemente observadas alterações inflamatórias crónicas com um infiltrado linfocítico variável (Gandour-Edwards *et al.*, 2004). Kyprianou *et al.* (1996) investigaram o papel do Bcl-2 na HBP e registaram a expressão da proteína anti-apoptótica Bcl-2 em simultâneo com uma diminuição da apoptose na HBP, em comparação com o epitélio prostático normal. A apoptose é um importante regulador negativo do crescimento dos tecidos através do seu processo não inflamatório de eliminação de células danificadas ou senescentes. A perturbação da apoptose leva a uma acumulação patológica de células e a uma perpetuação da expressão genética anormal (Gandour-Edwards *et al.*, 2004). O aumento da glândula resulta numa obstrução urinária significativa e requer frequentemente uma intervenção cirúrgica ou médica para restabelecer a saúde urinária (Gandour-Edwards *et al.*, 2004).

2.4.2 Prostatite

A prostatite é uma inflamação relativamente comum da glândula prostática. É uma doença urológica que ocorre tanto como uma infeção aguda como crónica e estima-se que até metade de todos os homens sofram de sintomas de prostatite em algum momento das suas vidas (Stammey, 1980). A prostatite aguda é caracterizada pelo aparecimento de febre, dor na base do pénis, disúria e corrimento uretral. O agente causador é uma bactéria que responde à terapia antimicrobiana. A infeção bacteriana da glândula prostática pode ocorrer como resultado de uma infeção uretral ascendente ou por refluxo de urina infetada para os canais prostáticos que desembocam na uretra posterior. Outras vias possíveis de infeção incluem a invasão de bactérias do reto através de extensão direta ou por disseminação linfogénica ou hematogénica (Meares, 1997). Existe uma associação entre a prostatite bacteriana e a infeção do trato urinário (ITU), incluindo respostas do hospedeiro que resultam num número excessivo de leucócitos polimorfonucleares e macrófagos nas secreções prostáticas. Sabe-se que culturas positivas podem localizar o(s) agente(s) etiológico(s) nas secreções prostáticas. Quando o doente tem prostatite bacteriana aguda, há um início abrupto de febre e sinais e sintomas genitourinários e constitucionais (Domingue *et al.*, 1998).

A prostatite bacteriana crónica é uma doença mais subtil que é difícil de erradicar. Tem tendência a recorrer e pode estar associada à persistência de bactérias no sistema secretor prostático, apesar de múltiplos cursos de terapia antibacteriana (Meares, 1997). A maioria dos agentes patogénicos urinários comuns são também os agentes causadores de prostatite aguda e crónica. *A Eschèrichia* coli *(E. coli)* predomina como uma prostatite cultivável. Outros membros das *Enterobacteriacae*, como *Klebsiella, Enterobacteria, Proteus* e *Serratia,* podem ser isolados de doentes com prostatite aguda e crónica (Domingue *et al.,* 1998). Outros tipos menos comuns de prostatite incluem a prostatite gonocócica, parasitária, fúngica e viral (Domingue *et al.,* 1998).

Há falta de acordo sobre as directrizes para o diagnóstico e tratamento das IU masculinas, em particular no que diz respeito à prostatite aguda (Etienne *et al.,* 2008). De facto, a atual classificação de prostatite do NIH fornece uma descrição bastante vaga dos sintomas clínicos da prostatite (Krieger *et al.,* 1999). Algumas directrizes chegaram a acordo quanto ao diagnóstico de ITU não complicada em homens, enquanto outras consideraram que qualquer ITU tem um potencial de envolvimento prostático (Rubin *et al.,* 1992). Na prostatite aguda, alguns autores recomendam o tratamento inicial para *Neisseria gonorrhea* e *Chlamydiae trachomatis* em adultos jovens (Gilbert *et al.,* 2005), enquanto outros recomendam um tratamento apenas para *Enterobactereacae* (Naber *et al.,* 2001).

O nível de competência patogénica das bactérias que estão associadas à infeção crónica da próstata deve ser muito bem compreendido. É importante determinar se existe persistência de antigénios bacterianos nos tecidos e fluidos prostáticos, porque estes antigénios podem desencadear respostas imunológicas e bioquímicas que podem iniciar e apoiar a inflamação crónica nas glândulas prostáticas (Domingue *et al.,* 1998). A identificação de tais factores seria útil na conceção de estratégias ou opções de tratamento eficazes.

CAPÍTULO 3

3.0 MATERIAIS E MÉTODOS

3.1 LOCAL DE ESTUDO

O recrutamento de doentes para este estudo foi efectuado na Unidade de Endoscopia do Korle-Bu Teaching Hospital (KBTH) em Accra-Gana. O KBTH é um hospital com 1600 camas (Korle-Bu Annual Report, 1999) situado em Accra, a capital do Gana. É o maior hospital de referência do Gana e alberga vários departamentos, bem como instituições de formação. A Unidade de Endoscopia do KBTH recebe todos os doentes que se apresentam ou são encaminhados com suspeita de patologia genito-urinária (GU), para consultas e tratamento. A unidade também organiza serviços de patologia génito-urinária de proximidade a nível nacional. As biopsias da próstata são efectuadas pelos médicos desta unidade.

O Departamento de Patologia da Faculdade de Medicina da Universidade do Gana (UGMS) recebe e processa as biopsias da próstata efectuadas na Unidade de Endoscopia. As secções coradas e montadas são examinadas e relatadas por patologistas qualificados e os relatórios são enviados aos médicos que tratam dos doentes.

3.2 RECRUTAMENTO DE SUJEITOS

A investigação foi um estudo de caso-controlo que envolveu doentes com suspeita de cancro da próstata encaminhados para a Unidade de Endoscopia do KBTH e um grupo de controlo sem evidência de cancro da próstata.

3.3 TAMANHO DA AMOSTRA

Utilizando a taxa de prevalência de 44,3% em cada 100 000 homens com cancro da próstata na África do Sul (os dados são actualizados regularmente), foi utilizada a seguinte fórmula para determinar a dimensão da amostra para este estudo transversal: $n=4xpxq/L^2$, em que N= dimensão da amostra, P=prevalência presumida, Q= 1-P e L o erro admissível dentro de 12% do nível alfa de 0,05 e intervalo de confiança de 95%. $n=4x\ (0,44x0,56)/0,12^2$. Assim, chegou-se a uma dimensão mínima de amostra de 68. Foram seleccionados 70 adultos do sexo masculino com 45 anos ou mais, com base nos critérios de inclusão referidos na secção 3.4.1.1. O estudo teve uma taxa de resposta de 81%, resultando numa amostra final de trabalho de 55 adultos do sexo masculino.

3.3.1 Seleção de doentes e controlos

Antes do início do estudo, foi obtida autorização ética do Comité de Protocolo e Revisão Ética da Faculdade de Medicina da Universidade do Gana. Todos os doentes e controlos saudáveis deste estudo deram o seu consentimento para participar na investigação.

Cinquenta e cinco (55) homens adultos com cancro da próstata ou hiperplasia benigna da próstata foram recrutados para o estudo como PCa e BPH (sem malignidade ou cancro). O diagnóstico do seu estado de doença foi confirmado pelos relatórios histopatológicos. Outro grupo de 21 100 adultos do sexo masculino sem evidência de cancro da próstata ou de malignidade confirmada pelos seus médicos foi utilizado como grupo de controlo. Não foram solicitados relatórios de biopsia a este grupo de controlo. Não foi possível recrutar adultos saudáveis de um grupo etário próximo como os casos, devido à falta de vontade de participar. Os doentes foram acompanhados ao hospital pelas esposas, irmãos e filhos, que eram muito mais novos do que os participantes.

Só foram incluídos no estudo os doentes consultados pelos seus médicos e aos quais foi diagnosticado cancro da próstata ou hiperplasia benigna da próstata. Os critérios de inclusão basearam-se nos seguintes métodos de diagnóstico estabelecidos: exame rectal digital, ultrassonografia transrectal, níveis de antigénio específico da próstata e biópsia por agulha com Gleason Score

Os doentes com as seguintes doenças foram excluídos do estudo:

(a)   Prostatite sem evidência de envolvimento de cancro.

(b)   Infeção do trato urinário

(c)   Também os doentes que não deram consentimento para a sua participação no estudo.

Foram recrutados para o estudo 55 doentes do sexo masculino, com idades compreendidas entre os 51 e os 89 anos, com suspeita de CaP e que frequentavam a Unidade de Endoscopia do KBTH (Tabela 1). Vinte e um (21) membros do pessoal do KBTH, aparentemente saudáveis, do sexo masculino, com idade média de 50,33±2,98 anos, serviram como grupo de controlo. A idade aquando do diagnóstico variou entre 52 e 89 anos (média de 68,5 anos) para o CaP e entre 51 e 79 anos (média de 66,4 anos) para a HBP. A Tabela 1 mostra a distribuição demográfica da população do estudo.

Tabela 1: Dados demográficos (idade) da população em estudo

Temas	N	Min.	Máximo.	Média	SD
Controlos	21	45	57	50.33	2.98
HBP	36	51	79	66.35	8.38
CaP	19	52	89	68.45	8.68

3.4   COLHEITA DE AMOSTRAS DE SANGUE

De cada doente e participante no controlo, foram colhidos 10 ml de sangue por punção venosa em tubos com EDTA e tubos simples, aos quais foram atribuídos códigos de estudo.

3.5   ANÁLISE DE AMOSTRAS

As análises hematológicas foram efectuadas imediatamente no analisador Sysmex KX 21 (Sysmex Company, Japão) utilizando as amostras de sangue total anticoaguladas. A verificação do controlo de qualidade (CQ) foi efectuada no analisador utilizando sangue de controlo Eight Check® 3WP-L (Sysmex Company, Japão) antes do ensaio. De cada tubo de amostra, foram aliquotados 500μl de sangue total e armazenados a -80°C. A porção restante do sangue foi centrifugada para plasma e, juntamente com os soros, armazenada a -80°C.

3.5.1 Amostras de biópsia

As amostras de biopsia para exame histopatológico foram colocadas em formalina tamponada a 10% e enviadas para o Departamento de Patologia para processamento e visualização microscópica de secções coradas.

3.5.2 Químicos sanguíneos

3.5.2.1 Ensaio de ferritina

Os níveis de ferritina nos controlos, bem como nas amostras dos doentes, foram determinados de acordo com as instruções do fabricante (VIDAS^R Ferritin (FER) BioMèrieux, Lyon, França). Para o princípio do ensaio, ver Apêndice II. O reagente necessário foi retirado do armazenamento imediatamente antes do ensaio e deixado a equilibrar durante 30 minutos à temperatura ambiente (23-25°C). Para cada amostra, foram utilizados uma tira FER e um recipiente de fase sólida para ferritina (FER SPR). No painel do aparelho, seleccionou-se FER para introduzir o código do teste e o calibrador foi identificado por "S1". As amostras do calibrador, do controlo e dos doentes foram misturadas e 100μl de cada calibrador, controlo ou amostra foram colocados no poço de amostra e o SPR e as tiras foram inseridos no instrumento. Foi efectuada uma verificação para assegurar a correspondência das etiquetas coloridas com o código do ensaio nos SPR e na tira de reagente. Os ensaios foram concluídos automaticamente no prazo de trinta minutos após o início de um ciclo. Após cada ensaio, os SPRs e as tiras foram retirados do instrumento e eliminados de forma adequada.

3.5.2.2 Ensaio de creatinina sérica (reação de Jaffe)

Foram seguidas as instruções do fabricante (Biolabo SA Maizy, França). Para o princípio do teste, ver o apêndice II. As amostras foram deixadas a descongelar à temperatura ambiente (23-25°C) e

Mil (1000) μl de reagente de trabalho foram colocados para o branco, padrão e teste, respetivamente, em tubos de ensaio limpos. A estes foram adicionados 100μl de água desmineralizada (branco), 100μl de padrão e 100μl de amostra. Os tubos foram bem misturados num misturador vortex e a absorvância (A1) do padrão e dos testes foi registada em relação ao branco do reagente a 490nm imediatamente num espetrofotómetro (ANA-720W, Tokyo Photoelectric Japan). O padrão e os testes foram incubados num banho de água a 37° C durante 2 minutos e a absorvância (A2) foi registada.

Os resultados dos níveis de creatinina foram calculados da seguinte forma:

Variação da absorvância A2 - A1= ΔA amostra / padrão

Resultado =ΔA amostra /ΔA padrão x Concentração do padrão

3.5.2.3 *Ensaio da proteína C-reactiva (método imuno-turbidimétrico)*

Todos os reagentes e amostras foram deixados a equilibrar à temperatura ambiente (23-25° C). Colocaram-se mil microlitros (1000 μl) de reagente de trabalho em tubos de ensaio limpos marcados como "branco", "calibrador" e "amostras" e adicionaram-se 5 μl de água destilada, calibrador e amostras aos tubos, respetivamente. Os tubos foram bem misturados e a absorvância (A1) do calibrador e dos ensaios em relação ao branco de água foi registada imediatamente. Os tubos foram incubados a 37° C durante 2 minutos e a absorvância foi lida num espetrofotómetro (ANA- 720W Tokyo Photoelectric Japan) com um comprimento de onda de 540 nm,

Cálculo: (i) Variação da absorvância (ΔA) = (A2 -A1) calibrador ou amostra.

(11) ΔA amostra /ΔA calibrador x Concentração do calibrador = PCR

concentração. (Ver o princípio do ensaio no apêndice II).

3.5.2.4 *Análise imunológica (ensaio do fator de necrose tumoral-α [TNF-α])*

Alíquotas de amostras de plasma armazenadas foram analisadas para determinar os níveis de TNF-a utilizando o kit ELISA para o TNF-α humano (abcam[R] CO, UK, ab46087). Para conhecer o princípio do teste, ver o apêndice II.

Os reagentes foram cuidadosamente misturados e o número de tiras de micropoços necessárias para testar as amostras mais os poços apropriados necessários para a execução de brancos e padrões foi determinado antes do início do processo. Em seguida, foram adicionados 100μl de padrão aos poços de padrão (diluição em série), em diluições que variam de 800pg a 25 pg/ml. Adicionou-se cem (100) μl de diluente padrão aos poços de branco G1, G2. Seguiu-se a adição de 100 μl de amostra aos poços de amostra e 100 μl de controlo reconstituído aos poços de controlo H1, H2. A placa foi incubada à temperatura ambiente (23-25° C) num agitador durante 2 horas. Após a incubação, a placa foi lavada três vezes numa máquina de lavar microplacas (Biorad microplate washer PW40, França) e foram adicionados 50 μl de anti-TNF-α biotinilado a todos os poços.

A placa foi incubada durante uma hora à temperatura ambiente e lavada uma vez. Adicionaram-se 100 μl de solução de HRP a todos os poços e incubou-se durante mais 30 minutos à temperatura ambiente. A placa foi lavada mais uma vez e adicionou-se 100 μl de solução de substrato de tetrametilbenzidina (TMB) a todos os poços e incubou-se no escuro durante 15 minutos. A reação enzima-substrato foi interrompida adicionando 100 µl de reagente de paragem H2SO4 a todos os poços para inativar a enzima completa e uniformemente. A absorvância de cada poço foi lida num leitor de microplacas a 450 nm e registada.

3.6   ANÁLISES MOLECULARES

As amostras de sangue total e os tecidos dos casos e as amostras de sangue dos controlos foram utilizados para análises moleculares utilizando PCR para amplificar a região do gene AMACR.

3.6.1 Extração de ADN utilizando amostras de sangue total

Foi seguido o procedimento descrito no manual do extrato de ADN QIAamp e as amostras foram processadas da seguinte forma: A amostra de sangue foi deixada equilibrar à temperatura ambiente (23- 25°C).e 20µl de QIAGEN Protease (**QIAGEN** Ltd. QIAGEN House, Crawley, UK) foi colocado no fundo de um tubo de microcentrífuga de 1,5 ml. Em seguida, foram adicionados 200 µl de amostra de sangue ao tubo e 200 µl de tampão de lise (AL) à amostra, que foi misturada por agitação em vórtice durante 15 segundos e incubada a 56 °C durante 10 minutos. O tubo de amostra foi centrifugado por breves instantes para remover gotas do interior da tampa e 200 µl de etanol (96-100%) foram adicionados à amostra e misturados por pulsação-vortex durante 15 segundos e o tubo foi centrifugado por breves instantes para remover gotas do interior da tampa.

Cuidadosamente, a amostra foi aplicada à coluna QIAamp Spin (QIAGEN Ltd. QIAGEN House, Crawley, Reino Unido) sem molhar o aro e centrifugada a 8 000 rpm durante 1 min. A coluna de centrifugação foi colocada num tubo de recolha limpo de 2 ml e o tubo que continha o filtrado foi rejeitado, tendo sido adicionados 500 µl de tampão de lavagem (AW1) sem molhar o aro e centrifugados a 6000xg durante 1 minuto. A coluna QIAamp Spin foi colocada num tubo coletor limpo de 2 ml e o filtrado foi eliminado, tendo sido adicionados 500 µl de tampão de lavagem (AW2) e centrifugados à velocidade máxima (14 000 rpm) durante 3 minutos. A coluna de centrifugação foi colocada num tubo de microcentrifugação de 1,5 ml e o tubo de recolha que continha o filtrado foi rejeitado e adicionou-se 200 µl de tampão de eluição (AE) à coluna de centrifugação QIAamp e incubou-se à temperatura ambiente (23-25 °C) durante 1 minuto, seguido de centrifugação a 800 rpm durante 1 minuto.

3.6.2 Extração de ADN de biopsias da próstata

As amostras de biopsia para extração de ADN foram colocadas em formalina tamponada a 10% e armazenadas a - 80°C até serem processadas. Os tecidos deixados foram descongelados à temperatura ambiente (23-25°C) e colocados entre papel de filtro e pesados. Os tecidos foram então colocados em papel de alumínio limpo e deixados em azoto líquido durante 5 minutos para os tornar quebradiços.

Cada tecido foi esmagado com um pilão até ficar plano. O tecido esmagado foi então transferido para um tubo de centrifugação (?) contendo 300µl de solução de lise celular e homogeneizado cuidadosamente. Adicionou-se cerca de 1,5 µl de solução de proteinase K ao lisado, invertendo-se 25 vezes para uma mistura completa. O lisado foi incubado a 55°C durante 3 horas com agitação intermitente do tubo. Após a incubação, a amostra foi arrefecida à temperatura ambiente e adicionou-se 100 µl de solução de precipitação de proteínas (PPS) ao lisado. A suspensão foi agitada vigorosamente em vórtice a alta velocidade durante 20 segundos para misturar uniformemente a PPS com o lisado celular. O tubo foi centrifugado a 14 000 rpm durante 3 minutos para obter um pellet apertado de proteína precipitada e um sobrenadante que contém o ADN genómico.

O sobrenadante foi pipetado para um tubo de microcentrífuga limpo de 1,5 ml contendo 300 µl de isopropanol a 100% e misturado cuidadosamente por inversão 50 vezes, seguida de centrifugação a 14 000 rpm durante 1 minuto (nesta altura, era visível um pellet branco). O sobrenadante foi removido e o tubo drenado para um papel absorvente limpo. O sedimento foi ressuspenso em 300 µl de etanol a 70%, misturado suave mas completamente por inversão dez vezes e centrifugado a 14 000 rpm durante 1 minuto, tendo o cuidado de não perder o sedimento preso ao lado ou no fundo do tubo. Deixou-se escorrer o tubo de amostra sobre um papel de filtro absorvente limpo e selou-se com parafilme, permitindo a fuga do etanol durante a noite à temperatura ambiente (23-25° C). O extrato de ADN assim preparado foi armazenado a -80°C até ser analisado.

3.6.3 Eletroforese em gel de agarose utilizada para a análise do ADN

Oito (8) µl de produtos de PCR foram adicionados a 2 µl de corante de carga em gel 6X e electroforizados em gel de agarose a 2,0 % corado com 5ul de brometo de etídio 10mg/ml. Os géis de agarose foram preparados e corridos com TAE 1X utilizando um sistema midi-gel a 70 V durante 45 minutos, tendo sido visualizados e fotografados num transiluminador UVP de dupla intensidade e comprimento de onda curto, utilizando uma câmara instantânea Polaroid de ecrã direto equipada com um filtro laranja, uma campânula e película Polaroid. O processamento da película foi efectuado de acordo com as recomendações do fabricante (Polaroid Inc., EUA). Os tamanhos dos produtos da PCR foram estimados por comparação com a migração no gel de uma escada padrão de 100 pares de bases (Sigma, EUA).

3.6.4 Determinação espectrofotométrica do ADN

O espetrofotómetro foi calibrado a 260nm e 280nm utilizando 1ml de tampão Tris-EDTA. A 990µl de tampão Tris-EDTA foram adicionados 10µl de amostra de ADN e bem misturados. A DO (260) e a DO (280) das amostras foram lidas no espetrofotómetro em relação ao tampão Tris-EDTA como branco. O rácio OD (260)/OD (280) foi calculado para cada amostra.

A quantidade de ADN em cada amostra foi calculada através da seguinte fórmula:

ADN (μgZml) = DO (260) x 200 (fator de diluição x 50 μg/ml /1000

A conversão espectrofotométrica para ácidos nucleicos utilizou os seguintes parâmetros:

1A 260 de ADN   ds=50μgZml

1A 260 de oligonucleótidos ss =33μgZml

1A 260 de ARN ss=40   μgZml.

3.6.5 Análise de amostras por reação em cadeia da polimerase (PCR)

A análise por PCR, que envolveu o estabelecimento da presença de uma sequência específica de ADN no sangue e nas amostras de tecido, foi efectuada após a reidratação dos iniciadores oligonucleotídicos sintetizados e conservados.

3.6.5.1 Re-hidratação de primers de oligonucleótidos

Sete pares de primers liofilizados (conforme descrito por Zheng *et al.*, 2002, para a região do gene *AMACR* em 5p13 e sintetizados pela Eurogentec, Co, Bélgica, foram retirados do armazenamento a -70°C e deixados a equilibrar a RT (23-25° C). Os primers foram centrifugados a alta velocidade durante 2 minutos. Foi adicionada água sem nuclease aos tubos para obter uma concentração de 100μM. Os tubos foram agitados em vórtex durante 15 segundos e incubados durante 1 hora a 60°C. Foram feitas alíquotas de 20μl de primers de oligonucleótidos e armazenadas a -20°C.

Foram utilizados os seguintes iniciadores e as suas sequências concebidas a partir da região do gene AMACR no cromossoma humano 5 p13 (Zheng *et al.*, 2002):

Nome	Sequência (5'-3')
AMACR-IF	AGGCCCGCAAAAGAGGGAC
AMACR-1R	GAACTTCCCGAGAGCAGC
AMACR-3F	AGcTcAGATTTGGAAAAGTG
AMACR-3R	ccTTGGTAAccTGGcTTG
AMACR- 4F	GGGAGGAATTATTcATGcTTTG
AMACR- 4R	ccccAcATTATATTGATGGc
AMACR-5-1F	TGAGAAGcccTTATAGAAcATc
AMACR-5-1R	TcAGTGTGTTcTccTATGAAAG

AMACR-5-2F	cTGcAccTcTGcTGTTAAAc
AMACR-5-2R	TGGAAGGcAGAATAAcTcc
AMACR-5-3F	GGTTATcATTAGGGcTTTTG
AMACR-5-3R	GTAGTGAGccAAcAcATTTcc
AMACR-5-4F	cAccTGTATTGAATcAGAATGcc
AMACR-5-4R	cATGccTTTAGGAAGTTGAGTcc

3.6.5.2 *Amplificação de amostras de ADN*

Para a PCR do ADN extraído das amostras, foram colocados 13,3 µl de água sem nuclease

no tubo de reação, seguido da adição de 2,0 µl de tampão de PCR, 0,2 µl de mistura de dNTP

(Invitrogen Co.USA) de concentração 10mM, 0,8µl de mistura de primers (forward e reverse em concentrações de 0,2µM cada), 0,2µl de Taq polimerase (Biolabs Co., USA) e 3,5µl de DNA. O volume total da reação para amplificação foi de 20µl. Foram utilizadas as seguintes condições de ciclo: 94°C por 4mins, 94°C por 30secs, 68°C por 30secs, 72°C por 30secs por 30 ciclos e um ciclo de 72°C por 6mins (Zheng *et al.*, 2002 com ligeira modificação). Os amplicons preparados foram armazenados a -20°C.

3.6.5.3 *Análise de gel de produtos de ADN*

O gel de agarose foi preparado tal como descrito na secção 3.6. Os produtos foram deixados a funcionar durante 30 minutos a 50 V e o gel foi visualizado utilizando um iluminador UV Trans e foi feita documentação fotográfica.

3.7 ANÁLISE ESTATÍSTICA

Os dados obtidos de 150 participantes (95 controlos, 19 casos e 36 benignos) foram introduzidos no SPSS versão 17.0 e limpos. Foram utilizadas estatísticas descritivas, como a média, o desvio padrão, etc., para resumir as variáveis quantitativas, por exemplo, idade, leucócitos, etc. A estatística inferencial, como o teste t não pareado, foi utilizada para testar a existência de uma diferença significativa entre dois grupos. Os valores médios de saudável foram comparados com PCa isolado e com HBP isolado. Os valores do CaP foram comparados com os valores da HBP num esforço para determinar diferenças estatísticas, enquanto os testes de análise de variância (ANOVA) foram realizados para determinar a existência de diferenças significativas entre três grupos (casos, benignos e controlos) utilizando parâmetros hematológicos e marcadores inflamatórios de base e a incidência de CaP e HBP.

O procedimento multivariado de modelos lineares generalizados (GLM) foi utilizado para fornecer análise de regressão e análise de variância para múltiplas variáveis dependentes por uma ou mais variáveis factoriais ou covariáveis. As variáveis factoriais dividem a população em grupos. Neste estudo, foi utilizado o grupo a que um participante pertencia (controlo, HBP e CaP). Utilizando este procedimento de modelo linear geral, foram testadas as hipóteses nulas sobre os efeitos das variáveis factoriais nas médias de vários agrupamentos de uma distribuição conjunta de variáveis dependentes (variáveis hematológicas e variáveis químicas). Foram testados modelos equilibrados e não equilibrados. Todos os testes estatísticos foram efectuados com duas faces e declarados significativos para um valor de $p < 0,05$.

CAPÍTULO 4

4.0 RESULTADOS

4.1 REVISÃO HISTOPATOLÓGICA

Os tecidos incluídos em parafina foram seccionados e corados com hematoxilina e eosina (H & E) e as lâminas foram analisadas por um painel de peritos em patologia utilizando o microscópio ótico para confirmar o diagnóstico de cancro da próstata ou de hiperplasia benigna da próstata. As figuras 3 a 5 abaixo mostram secções malignas com a presença de tumor mole. Os tecidos cancerosos estão completamente desorganizados. Cada um deles mostra placas amplamente infiltradas de células malignas sem diferenciação glandular discernível

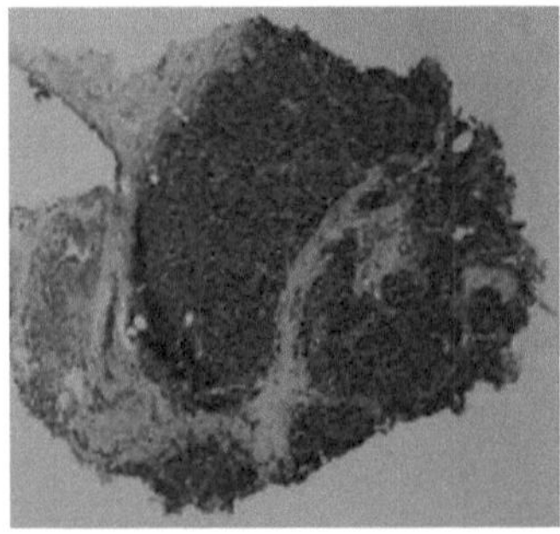

Fig. 3: Secção de biopsia mostrando malignidade. Ampliação X50. Coloração H & E, Diagnóstico: Carcinoma indiferenciado: Grau de Gleason 10.

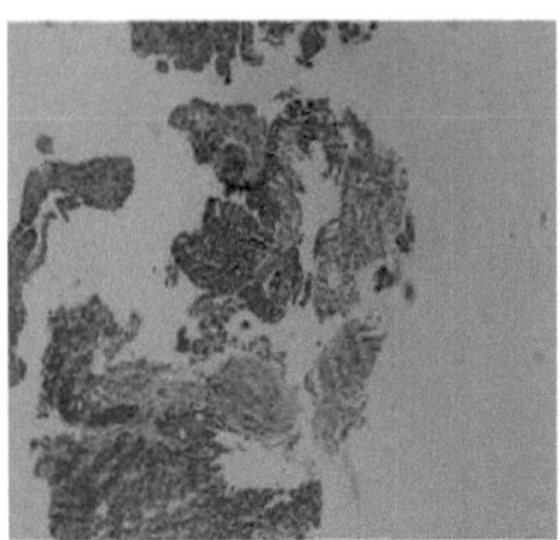

Fig. 4 Secção de biopsia mostrando malignidade: Ampliação X 50. Coloração: H & E. Diagnóstico: Adenocarcinoma invasivo com inflamação crónica.

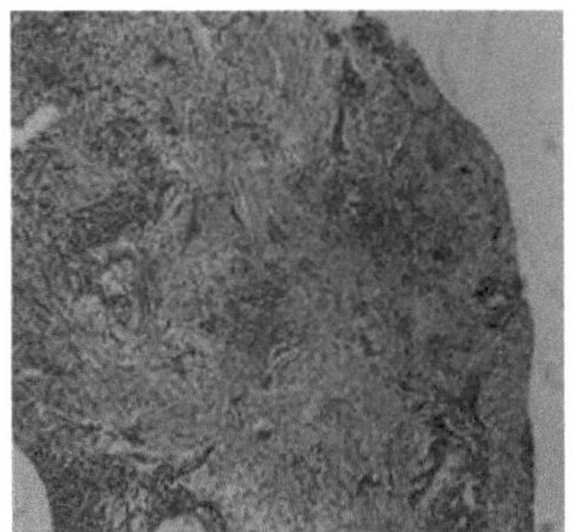

Fig. 5: Secção de biopsia mostrando malignidade: Ampliação X 50. Coloração: H & E

Fig. 56 e 7 são benignos. Nos tecidos benignos, os ácinos são revestidos por tecido prostático alto e regular.

célula epitelial com pequenos núcleos basais que, por vezes, formam pregas papilares. Os ácinos adjacentes são separados por uma quantidade variável de tecido conjuntivo fibromuscular, no qual o componente muscular pode estar hipertrofiado.

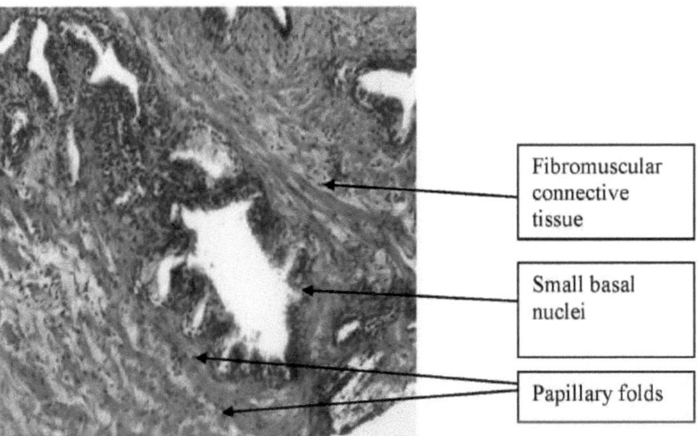

Fig 6: Secção de biopsia mostrando hiperplasia benigna: Ampliação X 50. Coloração: H & E

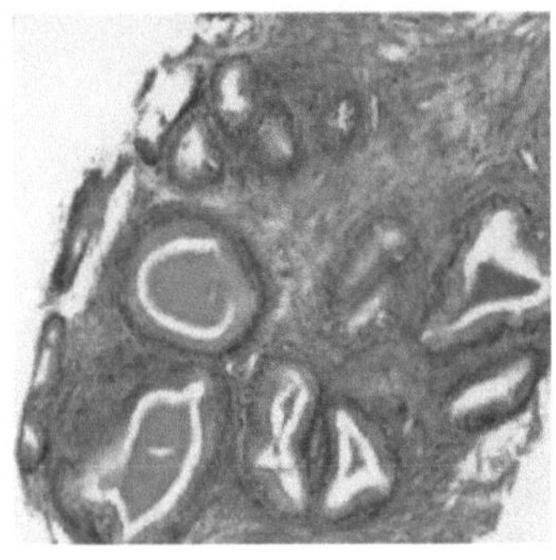

Fig 7: Secção de biopsia mostrando hiperplasia benigna: Ampliação X 50. Coloração: H & E

O tecido prostático normal tem uma estrutura organizada e numerosas glândulas são revestidas por células epiteliais colunares que se projectam no lúmen sob a forma de pregas. A figura 8 mostra uma micrografia de uma biopsia de tecido prostático normal.

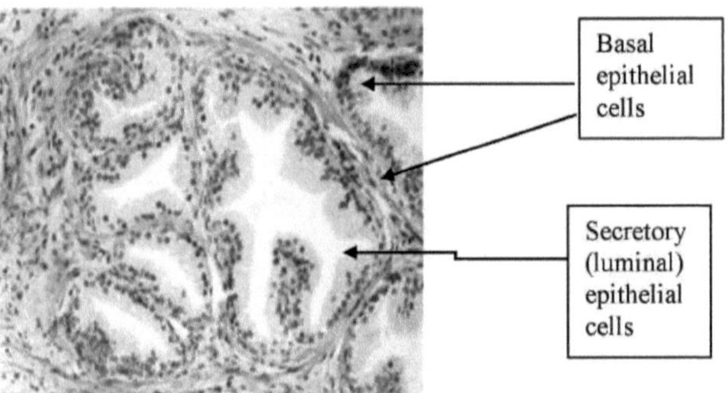

Fig. 8: Próstata normal (Fonte: PEIR: Universidade do Alabama em Birmingham, Departamento de Patologia)

4.3 PARÂMETROS HEMATOLÓGICOS

A fim de determinar a relação entre os índices hematológicos e o desenvolvimento ou diagnóstico de cancro da próstata, realizámos um hemograma completo em amostras de todos os indivíduos do estudo. As análises são categorizadas em índices eritrocitários que incluem glóbulos vermelhos (RBC), hemoglobina (HGB), hematócrito (HCT), volume celular médio (MCV), MCH (hemoglobina celular média), MCHC (concentração de hemoglobina celular média), largura de distribuição de glóbulos vermelhos (RDW), que são parâmetros hematológicos utilizados no rastreio e diagnóstico de anemia e volume plaquetário médio (MPV). Obteve-se uma comparação dos índices leucocitários, que incluem glóbulos brancos (WBC), linfócitos (LYMP), células medianas (MXD) e neutrófilos (NEUT), entre os doentes (CaP e HBP) e os controlos saudáveis (Figuras 9 a 10).

4.3.1 Índices eritrocitários

As análises independentes do teste t mostraram diferenças significativas (p < 0,05) entre os controlos saudáveis e os casos de CaP para o total de hemácias, HGB, HCT, MCV e MPV.

Níveis mais baixos de RBC, HGB e HCT e níveis mais elevados de MCV e RDW em doentes com PCa e BPH

Como se mostra na Figura 9 a-c, os níveis médios de hemácias, HGB e HCT em doentes com CaP ou HBP foram inferiores aos dos controlos saudáveis. Para as hemácias, os valores de p após o teste t entre Pca (4,53±0,67) e controlos saudáveis (5,54±0,87) foram significativos (p=0,001) e entre HBP (4,45±0,79 e controlos saudáveis também foram significativos (p=0,001). Análises semelhantes para o HGB entre a Pca (12,05±1,91) e os controlos saudáveis e entre a HBP (11,86±2,19) e os controlos saudáveis (13,73±2,46) deram valores de p de 0,02 e 0,004, respetivamente, e para o HCT valores de *p* de 0,01 e 0,002, respetivamente.

Foram calculados níveis significativamente mais baixos de MCV em controlos saudáveis do que em doentes com PCa e HBP (p=0,00 e p=0,001, respetivamente) (Fig. 9d).

A)   B)

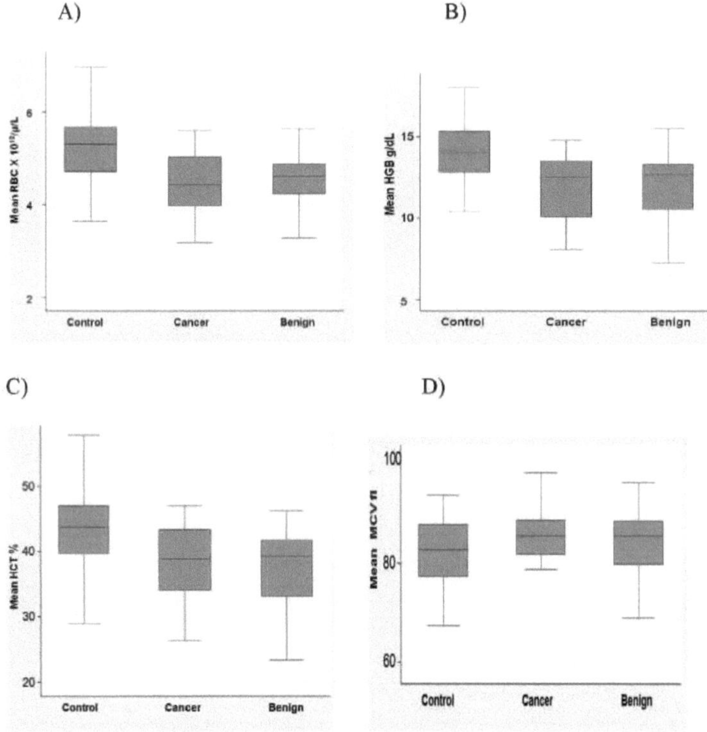

C)   D)

Fig. 9: Níveis de contagem de hemácias (/uL), HGB (g/dL), %HCT e MCV (/fL) nos três grupos de estudo. Os resultados apresentados são a média (±SD).

Não há diferença nos níveis de MCH e MCHC entre os grupos de estudo

Embora tanto a MCH como a MCHC sejam descritivas da anemia, a MCH descreve os níveis de hemoglobina na célula; a MCHC é um parâmetro da concentração de hemoglobina. Uma análise dos níveis de MCH e MCHC entre os três grupos de estudo não revelou qualquer diferença estatística nestes índices hematológicos entre os dois grupos (Fig. 11 ab).

RDW mais elevado no CaP e na HBP do que nos controlos saudáveis

A largura de distribuição dos glóbulos vermelhos, um parâmetro utilizado mais frequentemente em resultados de investigação do que em diagnósticos clínicos de rotina. Uma análise da contagem de RDW neste estudo revelou níveis mais elevados no CaP e na HBP do que nos controlos saudáveis (p=0,006 e p=0,032, respetivamente) (Figura 11c).

Não houve diferença significativa nos níveis de qualquer um dos índices hematológicos entre Pca e BPH quando foram efectuadas análises semelhantes.

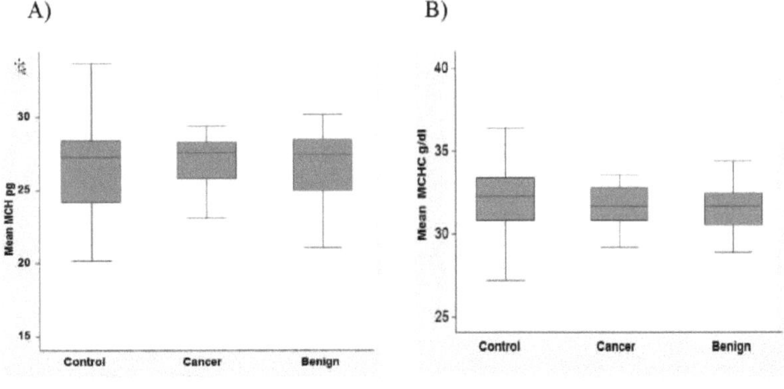
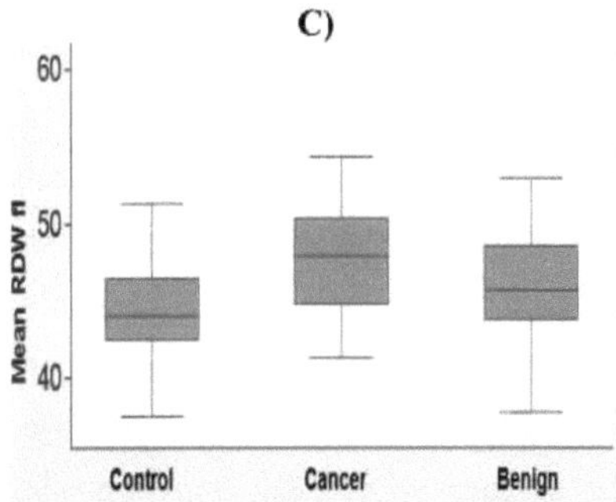

Fig 10: Níveis médios de MCH e MCHC (g/dL) entre os três grupos de estudo. Análises do teste T do nível de MCH entre Pca e controlos saudáveis (p=0,20); entre controlos saudáveis e HBP (p=0,80) e entre PCa e HBP (p=0,55) (A) Análises do teste T do MCHC entre Pca e controlos saudáveis (p=0,34), entre controlos saudáveis e HBP (p=0,92) e entre PCa e HBP (p=0,196)(B). (A) Análises do teste T de RDW entre Pca e controlos saudáveis (p=0,006), entre controlos saudáveis e HBP (p=0,032) e entre PCa e HBP (p=0,291) (C)

Em geral, não se registaram diferenças significativas entre os doentes com CaP e HBP nos valores médios de todos os índices eritrocitários medidos. Os testes de análise de variância (ANOVA), efectuados para estabelecer diferenças significativas entre os valores médios dos controlos, benignos e cancros (entre grupos e dentro dos grupos) para os parâmetros hematológicos, registaram diferenças significativas nos níveis médios de todos os índices eritrocitários, exceto MCH (0,676) e RDW (0,072) para os três grupos (controlos, HBP e CaP).

4.3.2 Leucócitos e subtipos

Os leucócitos e os subtipos foram analisados e os resultados são apresentados na Tabela 2. A análise de variância registou uma diferença significativa entre as médias de leucócitos absolutos (p=0,016), linfócitos (p=0,001) e neutrófilos (p=0,002) para os três grupos (CaP, HBP e controlos).

Tabela 2. Distribuição média dos índices leucocitários entre o CaP, a HBP e os controlos

Índices leucocitários	Grupo de estudo		Controlos	p
	CaP	**HBP**		
Número	19	36	21	
Leucócitos (x10^9/L)	6.51±1.96	6.45±2.76	4.77±1.19	0.016
Linfócitos (x10^9/L)	34.71±7.63	33.25±8.03	45.09±11.94	0.001
MXD (x10^9/L)	9.26±2.62	10.76±4.60	8.34±4±.59	-
Neutrófilos (x10^9/L)	56.24±8.41	55.93±9.30	46.52±12.73	0.002

Os valores são contagens médias± DP.

Maior número de leucócitos e neutrófilos e menor número de linfócitos nos doentes com CaP e HBP Quando se realizou um teste t independente, os doentes com CaP e HBP apresentaram contagens de leucócitos mais elevadas do que os controlos saudáveis (CaP vs controlos saudáveis p<0,002 e HBP vs controlos saudáveis p<0,01). Foi observada uma tendência semelhante de contagens de neutrófilos mais elevadas nos doentes com CaP e HBP do que nos controlos (CaP vs controlos saudáveis p<0,009 e HBP vs controlos saudáveis p<0,002). Por outro lado, os doentes com CaP e HBP apresentaram contagens de linfócitos mais baixas do que os indivíduos de controlos saudáveis (CaP vs controlos saudáveis p<0,003 e HBP vs controlos saudáveis p<0,001). Não se registaram diferenças significativas entre o CaP e a HBP em nenhum dos parâmetros leucocitários medidos.

4.3.3 Trombócitos

As análises do teste de trombócitos para plaquetas e da largura da distribuição de plaquetas (PDW) são apresentadas na Figura 12. Apesar de o nível médio de plaquetas ser mais elevado nos doentes com CaP (257±98,31) do que nos doentes com HBP (245±129,64) e nos controlos saudáveis (215 ±46,54), este valor não foi estatisticamente significativo (Fig. 12a). Ambos os grupos de doentes, ou seja, PCa e HBP, apresentaram níveis médios significativamente mais baixos de PDW em comparação com os controlos saudáveis (Fig. 12 b).

Os níveis médios de MPV foram significativamente mais elevados na HBP (10,13±1,07) do que no controlo saudável (12,03±5,17) (p=0,03). No entanto, não se verificou uma diferença significativa nos níveis de MPV entre o CaP (9,08±4,44) e os controlos saudáveis. Uma análise dos 3 trombócitos entre a PCA e a HBP não mostrou qualquer diferença significativa entre estes grupos de doentes.

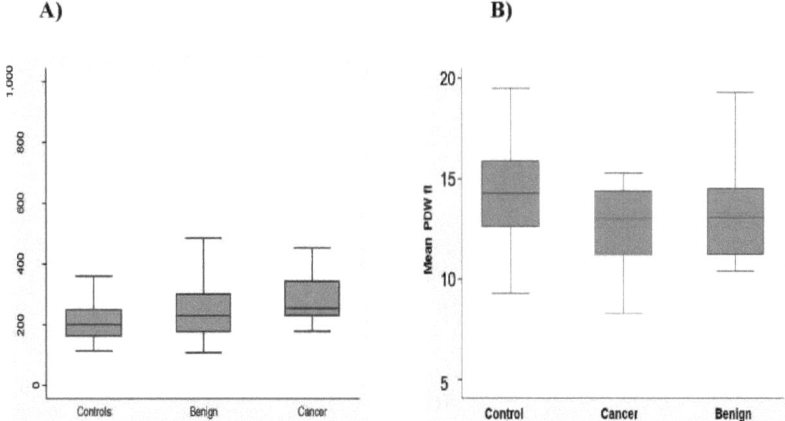

Fig. 11: Distribuição média de plaquetas e PDW entre os três grupos. Contagem de plaquetas (x10^9 /L±SD) para CaP (257,63±98,31), HBP (245,03±129,64) e controlos saudáveis (215,00±46,54). Análises do teste T entre PCa e controlos saudáveis (p=0,08); entre HBP e controlos saudáveis (p=0,31); e entre PCa e HBP (p=0,715). (A)

Níveis de PDW (g/fL) para PCa (12,81±1,79), HBP (13,15±2,19) e controlos saudáveis (14,54±2,66). Análises do teste T do nível de HGB entre Pca e controlos saudáveis (p=0,02); entre HBP e controlos saudáveis (p=0,03) e entre PCa e HBP (p=0,749) (B).

Foi efectuada uma análise multivariada utilizando todas as variáveis hematológicas como variáveis dependentes e a idade e o grupo (controlos, cancros e benignos) a que um participante pertencia como variáveis independentes (Tabela 3). O teste mostrou que a idade e o grupo a que um participante pertencia tinham um efeito significativo em todas as variáveis hematológicas (valores de p: 0,0006, 0,002). Os valores Eta parciais mostraram que o grupo teve o maior efeito no modelo (0,865), seguido pela idade (0,768).

Tabela 3: Análise multivariada das variáveis hematológicas

Efeito		Valor	F	df		p	Eta parcial
					Erro df		Ao quadrado
Interceção	O rasto de Pillai	0.861	1.453	15	150	0.001	0.861
Idade	O rasto de Pillai	0.763	3.484a	15	150	0.006	0.768
GRUPO	O rasto de Pillai	0.865	2.826a	15	150	0.002	0.865

4.4 FERRITINA NO SANGUE, CREATININA E CRP

As análises químicas do sangue, incluindo a ferritina, a creatinina e a proteína C-reactiva de fase aguda, foram medidas em todos os indivíduos do estudo. Os resultados destas variáveis são apresentados no Quadro 4. Um teste t independente, realizado para determinar a diferença nos valores médios de ferritina entre os grupos de estudo, mostrou níveis significativamente elevados de ferritina entre os controlos saudáveis (217,58 µg/ml) em comparação com os doentes com CaP (3,62 µg/ml) com um valor de p de 0,001. Os níveis foram baixos nos casos benignos (21,93 pg/ml) também em comparação com os controlos (p=0,001). A análise do teste t independente não mostrou diferença significativa nos valores de ferritina entre CaP e HPB (p=0,419) (tabela 4).

Tabela 4 . Distribuição média da ferritina, creatina e PCR no CaP, HBP e controlos saudáveis

Índices leucocitários	Grupo de estudo		Controlos	p
	CaP	**HBP**		
Número	19	36	21	
Ferritina (µg/ml)	3.62±2.76	21.93±97.44	217.58±174.24	
Creatinina (mg/dl)	13.41±8.27	19.96±24.83	11.71±11.75	
PCR (mg/dl)	0.12±0.17	0.18±0.25	35.35±41.28	

Os valores são contagens médias ± DP.

Não se verificaram diferenças significativas entre o CaP e os controlos saudáveis (p=0,850); entre a HBP e os controlos (p=0,327) e entre o CaP e a HBP (p=0,271). No entanto, os níveis de creatinina eram mais elevados tanto no CaP como na HBP em comparação com os controlos saudáveis (Fig. 21).

Os níveis médios de PCR, uma proteína de fase aguda e um marcador do ensaio de inflamação, revelaram-se muito baixos tanto no CaP como na HBP em comparação com controlos saudáveis (Quadro 4). A análise do teste t independente revelou diferenças significativas entre o CaP e os controlos saudáveis (p=0,001) e entre a HBP e os controlos saudáveis (p=0,001), mas não entre o CaP e a HBP (p=0,389).

Foi também efectuada uma análise multivariada utilizando todas as variáveis químicas como variáveis dependentes e a idade e o grupo (controlo, benigno e cancro) a que o participante pertencia como variáveis independentes (Tabela 5). O teste mostrou que a idade e o grupo a que um participante pertencia tinham um efeito significativo em todas as análises químicas (valores de p: 0,013 e 0,001). Os valores Eta parciais mostraram que o grupo a que o participante pertencia teve o maior efeito no modelo (0,773), seguido pela idade (0,587).

Tabela 5: Análise multivariada das variáveis da química do sangue e da idade dos indivíduos

Efeito	Valor	F	df	Erro df	Sig.	Eta parcial Ao quadrado
Interceção	O rasto de Pillai 0.632	1.843	3	150	0.001	0.632
Idade	O rasto de Pillai 0.587	2.938a	3	150	0.013	0.587
GRUPO	O rasto de Pillai 0.773	2.234a	3	150	0.001	0.773

4.5 . ANÁLISE IMUNOLÓGICA

4.5.1 Fator de necrose tumoral alfa (TNF-α)

Os resultados do ensaio de TNF-α são apresentados na Figura 12. Os valores de TNF-α foram muito elevados em doentes com CaP e HBP em comparação com controlos saudáveis. A análise do teste t independente mostrou diferenças significativas entre o CaP e os controlos saudáveis (p=0,001) e entre a HBP e os controlos (p=0,001), mas não entre o CaP e a HBP (p=0,585).

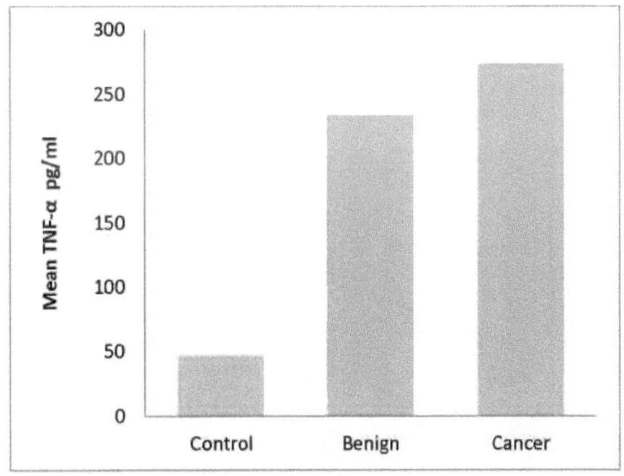

Fig. 12: Valores médios de TNF-α entre controlos, doentes com HBP e CaP

4.7 ANÁLISE MOLECULAR:

Dos 7 pares de primers utilizados na análise molecular da região 5p13 do gene AMACR, apenas dois pares de primers AMACR 5 (1) e AMACR 5(3) concebidos a partir do exão 5 da região do gene AMACR produziram bandas (quadro 6). Foram obtidos amplicões (450 pb) apenas nas amostras de sangue dos doentes com CaP (Fig. 13).

Tabela 6: Análise molecular da região 5p13 do gene AMACR

Pares de primers	Tipo de amostra de estudo

utilizados*	Controlo	HBP	CaP
AMACR 1	NA	NA	NA
AMACR 3	NA	NA	NA
AMACR 4	NA	NA	NA
AMACR 5 (1)	NA	NA	AS (450 pb)
AMACR 5 (2)	NA	NA	NA
AMACR 5(3)	NA	NA	AS (450 pb)
AMACR 5(4)	NA	NA	NA

*Os primários foram concebidos por Zhenget *al.*, 2002

Chave

NA-Sem amplificação

AS-Amplificação vista

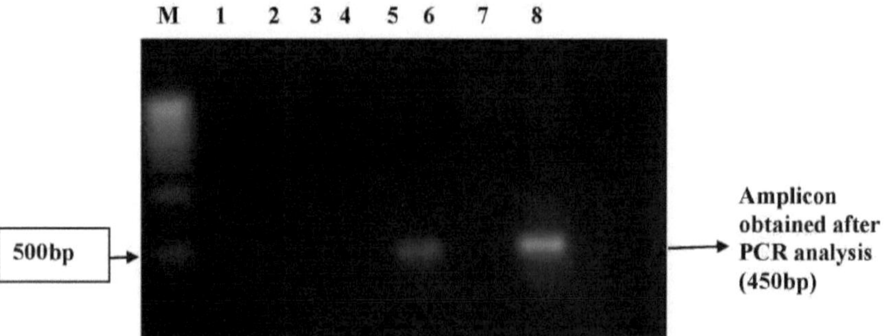

Fig. 13: Produtos de amplificação do gene AMARC obtidos com primers desenhados por Zhenget *al.* (2002) num gel de agarose a 2%. Os amplicões foram identificados com base no peso molecular dos produtos de amplificação apresentados no gel. A pista M, marcador de peso molecular de 1 kb, (Sigma Co., EUA), as pistas 5 e 7 mostraram amplicões de 450 pb com os primers 5(1) e 5(3) utilizados e nas pistas 2, 3, 4 6 e 8 não houve amplificação com os outros primers utilizados.

CAPÍTULO 5

5.0 DEBATE E CONCLUSÕES

5.1 DISCUSSÃO

Este estudo examinou a associação entre os níveis de base dos parâmetros hematológicos, bem como quatro factores inflamatórios e o seu papel na incidência do cancro da próstata (CaP) num grupo de doentes indígenas do Gana. Só foram incluídos no estudo os doentes com um diagnóstico médico final de CaP ou HBP. Não se sabe imediatamente se a doença nestes doentes com PCa era confinada a um órgão ou metastática na altura do exame clínico em que as amostras foram recolhidas.

Os parâmetros hematológicos medidos nesta investigação incluíram os níveis de hemoglobina, a contagem total de glóbulos vermelhos, bem como os índices de glóbulos vermelhos, que são todos marcadores de anemia. Os dados obtidos no estudo revelaram níveis de HGB significativamente mais elevados nos controlos saudáveis em comparação com os casos de CaP. Os valores obtidos para os doentes com CaP estavam abaixo do intervalo recomendado para homens normais. Os valores de hematócrito (Packed Cell Volume-PCV) também eram mais baixos nos casos, enquanto os níveis de volume celular médio (MCV) eram significativamente mais elevados nos casos de CaP em comparação com os controlos saudáveis. Em conjunto, o perfil hematológico observado estabeleceu um caso óbvio de anemia macrocítica entre os doentes com CaP neste estudo. A anemia nos indivíduos com HBP parece ser mais ligeira do que nos casos de CaP.

A relação entre estes parâmetros hematológicos seleccionados, tanto na análise univariada como na multivariada, foi muito significativa. Pode argumentar-se que existe uma provável anemia macrocítica induzida por deficiência de folato e uma leucocitose de neutrófilos induzida por inflamação nestes indivíduos com CaP, utilizando o VCM como marcador de substituição na ausência de valores de folato no soro ou nos glóbulos vermelhos que não puderam ser medidos devido a desafios logísticos. O VCM (um parâmetro calculado ou derivado) é um valor médio em que o hematócrito ou o VCP é dividido pela contagem total de glóbulos vermelhos (ambos os parâmetros medidos) de um indivíduo para obter um valor que reflicta ou seja paralelo ao grau de anemia do indivíduo. Um VCM elevado, na maioria das vezes superior a 100fL, com um RDW elevado, sugere uma hemopoiese megaloblástica. Os valores elevados de VCM obtidos no CaP podem dever-se à presença de macrócitos em resultado da deficiência de folato causada por carcinoma metastático, deficiência de folato, ingestão de drogas ou álcool. A ingestão inadequada ou baixa de folato na dieta, que pode resultar em deficiência de folato, tem sido associada a vários tipos de cancro, mas os estudos epidemiológicos relativos ao CaP são escassos (Vlajinac *et al.*, 1997). Num estudo de casos controlados, que analisou a relação entre a ingestão de folato, bem como a combinação com álcool, metionina e vitamina B6 e o risco de cancro da próstata, os investigadores encontraram uma associação inversa significativa entre o folato alimentar e o risco de cancro da próstata (Pelucchi *et al.*, 2005). A associação foi confirmada após ajustamento para os principais factores de risco conhecidos do cancro da próstata e para a ingestão de energia, e foi consistente em todos os estratos etários. Os seus resultados mostraram que a metionina e a vitamina B6 não estavam relacionadas com o risco de carcinogénese prostática e que o efeito combinado de uma ingestão elevada de folato e de um baixo consumo de álcool diminuía ainda mais o risco de cancro da próstata, resultando numa redução do risco de quase 54% (Pelucchi *et al.*, 2005). É de salientar que o estudo foi realizado em Itália, uma população com elevado consumo de álcool e utilização pouco frequente de suplementos (Turrini *et al.*, 1999). Não tínhamos conhecimento direto do consumo de álcool ou da dieta dos nossos grupos de estudo, mas sabe-se que o álcool é o fator que mais frequentemente contribui para o aumento do VCM na ausência de anemia megaloblástica. No entanto, em alguns alcoólicos graves, pode estar presente uma anemia megaloblástica devida a uma ação tóxica direta do álcool na medula óssea ou a uma deficiência de folato associada à dieta. Persec *et al.* (2010) relataram um CaP metastático num doente assintomático cujos estudos laboratoriais iniciais revelaram anemia crónica. Nos doentes com HBP, os valores de MCV não eram significativamente diferentes dos controlos saudáveis.

A carência de ácido fólico tem sido associada à anemia megaloblástica (Duthie, 1999) e ao desenvolvimento de cancro, especialmente cancro colorrectal (Duthie, 1999). Foram identificados dois mecanismos principais através dos quais a carência de folato pode aumentar o risco de malignidade (Duthie, 1999). A deficiência de folato pode reduzir a S- adenosilmetionina intracelular, alterar a metilação da citosina no ADN, levando à ativação inadequada de proto-oncogenes e à indução de transformação maligna. Por outro lado, o ácido fólico é crucial para a síntese e reparação normais do ADN. A deficiência de folato pode causar um desequilíbrio nos precursores do ADN, a incorporação incorrecta de uracilo no ADN e levar à quebra dos cromossomas. Foi demonstrado que a deficiência de folato induz danos citogenéticos e mutações tanto *in vivo* como in vitro, bem como aberrações cromossómicas e formação de micronúcleos (Everson *et al.*, 1988).

A largura da distribuição dos glóbulos vermelhos (RDW), outro marcador de anemia, mostrou uma diferença significativa entre os casos e os controlos. Os dados não registaram qualquer diferença significativa entre os valores médios dos participantes com CaP e HBP para todos os índices eritrocitários. O aumento do RDW indica a libertação de eritrócitos jovens a um ritmo mais elevado do que o normal e é uma confirmação da presença de anemia nos indivíduos do estudo. Um estudo anterior concluiu que o RDW é um indicador sensível e importante do cancro do cólon (Spell *et al.*2004). Os autores destas conclusões atribuíram os seus resultados a deficiências de nutrientes como o ferro, a vitamina B12 e o folato, nos quais os níveis de RDW aumentam.

Contagem elevada de leucócitos e neutrófilos em doentes com cancro da próstata: Implicação do papel da inflamação no desenvolvimento do cancro da próstata

A contagem de glóbulos brancos (WBC) ou a medida dos glóbulos brancos no sangue é um marcador fiável e muito utilizado que reflecte a inflamação em todo o corpo. Num estudo realizado em 2006 (Shankar, 2006), observou-se que as pessoas que fumavam ou tinham infecções agudas ou crónicas tinham geralmente uma contagem de leucócitos mais elevada. Mesmo quando se controlam outros factores que podem afetar a contagem de leucócitos, incluindo o tabagismo, a diabetes e a utilização de aspirina, os indivíduos no quartil mais elevado da contagem de leucócitos apresentam um risco acrescido de morte por cancro (Shankar, 2006). Os resultados sugerem que os processos inflamatórios locais que há muito se sabe estarem associados à progressão do tumor podem refletir-se no marcador inflamatório sistémico de uma contagem de leucócitos mais elevada (Shankar, 2006).

No presente estudo, a contagem total de leucócitos (TWBC) e as percentagens de neutrófilos aumentaram significativamente nos doentes com CaP em comparação com os controlos saudáveis. Quando comparados com os controlos saudáveis, os casos de HBP também apresentaram contagens médias de TWBC significativamente mais elevadas e percentagens de neutrófilos significativamente mais elevadas do que as obtidas nos controlos saudáveis. Os dados obtidos não estabeleceram quaisquer diferenças significativas entre os valores médios nos doentes com CaP e HBP para as contagens de TWBC e subtipos de leucócitos. Há muito que está estabelecida uma relação entre a inflamação e o desenvolvimento do cancro (Coussens *et al*, 2002; Balkwill *et al*, 2002). A leucocitose de neutrófilos observada nos doentes com CaP pode ser atribuída a uma neoplasia de qualquer tipo, provavelmente carcinoma, ou muito provavelmente a inflamação (Hoffbrand *et al.,* 2001). Os participantes neste estudo tinham sido diagnosticados com CaP ou HBP e, assim, o argumento para o envolvimento da inflamação na doença é ainda mais reforçado.

As plaquetas (com factores de coagulação) são necessárias durante os processos de coagulação do sangue e hemostasia (Marcus *et al*, 1965). As plaquetas aderem ao endotélio vascular (Gawas 2004), um processo mediado por mediadores solúveis (Subramanian *et al,* 1996) que desempenham um papel importante na iniciação e progressão da inflamação vascular (Frenett *et al* 2000). As plaquetas sintetizam proteínas biologicamente activas (Gawas *et al.,* 2000), interagem e inflamam os monócitos, segregando quimiocinas, citocinas e factores tecidulares pró-coagulantes. Por conseguinte, é importante determinar o seu número e viabilidade em indivíduos com CaP, especialmente quando são submetidos a biópsia ou cirurgia para recolha de tecidos para fins de diagnóstico, uma vez que alguns doentes tendem a sangrar profusamente. Observámos contagens de plaquetas mais elevadas em doentes com CaP. Foi sugerido que a trombose ou a deposição de fibrina nas células tumorais pode ser um passo necessário para a formação de metástases que podem contribuir para o crescimento do tumor (Palumbo *et al,* 2001)). Assim, é plausível que as plaquetas, através do seu papel normal na coagulação, possam contribuir para a formação de metástases. Por outro lado, observámos níveis mais baixos de PDW no CaP do que nos controlos, o que sugere a provável incompetência das plaquetas em participar no processo de coagulação. Para explicar completamente os fenómenos acima referidos, um estudo futuro deve incluir uma amostra de maior dimensão e o perfil de coagulação dos doentes.

Níveis reduzidos de Ferritina e Creatinina, um provável reflexo da deficiência de ferro em doentes com CaP?

Neste estudo, os resultados da química do sangue dos casos de CaP mostraram níveis séricos de ferritina e PCR significativamente reduzidos e níveis de creatinina significativamente elevados. Um padrão semelhante de resultados foi observado entre os doentes com HBP. Uma comparação destes factores inflamatórios entre os casos de CaP e os doentes com HBP mostrou uma diferença muito significativa para a ferritina, a creatinina e a PCR.

Os níveis de ferritina sérica reflectem geralmente a quantidade de reservas corporais de ferro (Kimber *et al.,* 1983), uma vez que as concentrações baixas estão sempre associadas à depleção das reservas corporais de ferro, enquanto os níveis elevados são observados em pessoas com sobrecarga de ferro. As reservas corporais elevadas de ferro estão associadas a um risco acrescido de cancro em geral e, especificamente, de cancro do pulmão, do fígado, do pâncreas e do trato gastrointestinal (Hann *et al.,* 1989; Walker *et al.,* 1999; Powell *et al.,* 1990). A ferritina é secretada principalmente pelas células reticuloendoteliais e contém muito pouco ferro, sendo a sua síntese regulada pelas reservas de ferro do organismo. As isoferritinas básicas são responsáveis pelo armazenamento de ferro a longo prazo e encontram-se principalmente no fígado, no baço e na medula óssea em concentrações elevadas, com quantidades variáveis presentes em muitos outros órgãos, incluindo o soro (Looker *et al.,* 1974).

Kuvibidila *et al.* (2004) observaram que, quando as reservas de ferro do corpo estavam esgotadas, a baixa concentração de ferritina sérica resultante estava normalmente associada a um aumento da capacidade total de ligação do ferro (TIBC). Também relataram uma concentração mais baixa de ferritina sérica em homens com CaP do que naqueles sem CaP. Observámos uma menor concentração de ferritina sérica em homens ganeses com CaP do que naqueles sem CaP. Os resultados deste estudo estabeleceram, assim, uma correlação negativa entre o estado do ferro corporal e o CaP entre os homens indígenas do Gana. Alguns estudos relataram níveis reduzidos de ferritina sérica e/ou ferro sérico em pessoas com cancro gástrico e atribuíram este facto à perda de sangue (Stevens *et al.,* 1988; Akiba *et al.,* 1991; Nomura *et al.,* 1992). No entanto, não está confirmado aqui se existe hematúria ou hematospermia nestes doentes com cancro do colo do útero indígenas do Gana, embora a hematúria e a hematospermia (macroscópica e microscópica) sejam sintomas de cancro do colo do útero (Barrass *et al.*, 2006; Kumar *et al.*, 2006).

A hematúria é uma complicação conhecida do CaP localmente invasivo, bem como do CaP avançado (Fowler *et al.*, 2002; Bromage *et al.*, 2006). Bromage *et al.* (2006) registaram uma proporção mais elevada de CaP em homens com idades compreendidas entre os 50 e os 79 anos que apresentavam hematúria do que a registada em estudos de rastreio anteriores, apesar dos resultados da biopsia. O seu estudo também encontrou uma proporção mais elevada de CaP nos homens com hematúria microscópica do que macroscópica, mas não apresentou uma explicação para essa observação. Também relataram uma deteção de cancro de 71% das pessoas submetidas a biópsia, o que representa pelo menos o dobro das taxas de deteção observadas nos estudos de rastreio. Os doentes com CaP avançado desenvolvem frequentemente hemorragia prostática, o que pode aumentar significativamente a morbilidade (Barrass *et al.*, 2006). Foram desenvolvidas várias estratégias terapêuticas, incluindo a manipulação hormonal, a utilização de antifibrinolíticos, a radioterapia, a cirurgia, a embolização e os tratamentos intravesicais no tratamento deste sintoma angustiante (hematúria). Foi relatado que os ultra-sons focalizados de alta intensidade e os inibidores da 5α-redutase (5ARIs) foram bem tolerados e são provavelmente um tratamento eficaz para a hematúria no CaP (Barrass *et al.* 2006). A hematospermia, definida como o aparecimento de sangue no ejaculado, tem diferentes origens etiológicas (congénita, inflamatória, infecciosa e sistémica) e foi estabelecida uma associação entre o CaP e a hematospermia (Rubinowicz *et al.*, 2000; Han *et al.*, 2004). Num estudo que analisou a incidência de CaP, Han *et al.* (2004) relataram o diagnóstico de CaP em quase 14% dos homens que apresentavam hematospermia. Estas variáveis de confusão, juntamente com os hábitos tabágicos e a dieta, podem afetar os níveis de ferritina.

Os resultados deste estudo sugerem, no entanto, que existe uma associação negativa entre os níveis de ferritina sérica e o CaP, mas não está aqui diretamente implícita uma causa e um efeito. A hematúria e a hematospermia no CaP podem provavelmente estar relacionadas com os níveis reduzidos de ferritina sérica observados neste estudo. A diminuição da absorção do ferro devido à inflamação e/ou o aumento da utilização do ferro pelas células do CaP também pode ser o mecanismo da redução da ferritina sérica nestes doentes com CaP. Na verdade, os resultados sugerem que a redução das reservas de ferro corporal é mais comum nos doentes ganeses com CaP do que nos controlos saudáveis. Assim, de um modo geral, demonstrámos pela primeira vez que a anemia por deficiência de ferro coexiste com a anemia por deficiência de folato em doentes ganeses com CaP. Hoffbrand *et al.* (2005) estabeleceram inequivocamente o facto de que, sempre que a anemia por deficiência de ferro coexiste com a anemia por deficiência de folato, há um RDW elevado e obtém-se um quadro dimórfico devido à presença de micrócitos da deficiência de ferro e macrócitos da deficiência de folato. Em alguns casos, o VCM pode ser normal numa anemia macrocítica não complicada (Hoffbrand *et al.*, 2005).

O nível de creatinina sérica também foi medido neste estudo. Embora a creatinina sérica seja um marcador reconhecido de danos renais, também se sabe que está associada ao aumento da próstata nos doentes. Os níveis de creatinina medidos eram mais elevados no CaP do que nos controlos saudáveis, mas sem diferença significativa entre os casos de CaP e de HBP. Esta creatinina sérica elevada em doentes com HBP identifica-se fortemente com o aumento da próstata que está associado à doença (Dantoni, 2009). Dantoni (2009) relatou uma forte associação entre níveis mais elevados de creatinina sérica e CaP entre homens não aleatorizados para o grupo do α-tocoferol num estudo que envolveu fumadores que participaram no AlphaTocopherol, Beta Carotene Cancer Prevention Study. Estudos anteriores sugeriram que os carotenóides e os tocoferóis poderiam estar inversamente associados ao risco de CaP. Os carotenóides têm a capacidade antioxidante de extinguir o oxigénio singlete e pensa-se que previnem condições relacionadas com o stress oxidativo e muitos cancros (Watters *et al.*, 2009). Também se supõe que o α-tocoferol, um antioxidante, previne o cancro ao inibir a formação de agentes cancerígenos, como as nitrosaminas, ao diminuir a proliferação celular ou ao aumentar a produção de anticorpos e ao melhorar a imunidade mediada por células (IMC) (Omenn, 1996). Para testar esta hipótese, Watters *et al.* (2009) examinaram o α-tocoferol, o β-caroteno e o retinol séricos em homens diagnosticados com CaP durante 5 anos e concluíram que o estado do α-tocoferol e não do β-caroteno ou do retinol aumentava a sobrevivência global do CaP.

Papel da proteína C-reactiva e do TNF-α na doença do CaP

Outro marcador de inflamação medido neste estudo foi a proteína C-reactiva (PCR), uma proteína de fase aguda que é libertada em resposta à inflamação (Platz *et al.*, 2004; Il'yassova *et al.*, 2005). A PCR é o mais sensível dos reagentes de fase aguda e a sua concentração aumenta rapidamente durante os processos inflamatórios. Pensa-se que a inflamação crónica promove a carcinogénese e pode predispor um indivíduo para o cancro (O'Byrne *et al.*, 2001; Schacter *et al.*, 2002; Hussain *et al.*, 2003). Quando complexada, a PCR ativa o sistema do complemento, começando com C1q (um subcomplemento), resultando no início da opsonização e eventual fagocitose de células invasoras, mas a sua principal função é ligar e desintoxicar substâncias tóxicas endógenas produzidas em resultado de danos nos tecidos. Sabe-se que o aumento dos níveis de PCR está associado à diabetes, ao risco de cancro da mama, do pulmão e colorrectal.

Foi observada uma redução significativa do nível de PCR tanto em indivíduos com PCa como com HBP, pelo que a associação com PCa não foi estabelecida no nosso estudo. Não é claro se os baixos valores de PCR observados neste estudo se devem à sua remoção do sistema após a ligação e desintoxicação de materiais tóxicos endógenos no corpo. Também não se sabe em que fase específica da doença são segregados níveis elevados de PCR. Um estudo anterior não observou qualquer associação entre a concentração de PCR pré-diagnóstica e o CaP (Platz *et al.*, 2004). No entanto, um outro estudo realizado por Prins *et al.* (2010), relatou uma PCR mais elevada com uma sobrevivência mais curta em doentes com cancro da próstata resistente à castração (CRPC). Alguns estudos demonstraram que níveis elevados de PCR e de IL-6, uma citocina pró-inflamatória, podiam estar associados a um mau prognóstico em doentes com cancro da próstata, mas não havia provas suficientes para demonstrar se estes marcadores podiam prever o risco antes do desenvolvimento de sintomas e do diagnóstico de cancro. O poder preditivo destes dois marcadores para determinar o risco e a mortalidade do CaP tem de ser confirmado noutros estudos prospectivos A PCR é um marcador de inflamação e a inflamação desempenha um papel importante na história natural do CaP. A PCR é um biomarcador facilmente mensurável que tem o potencial de melhorar os modelos de prognóstico e que deve ser validado num ensaio clínico prospetivo.

O presente estudo confirma níveis aumentados de TNF-α no CaP e na HBP com leucocitose de neutrófilos. O TNF-α é uma citocina multifuncional cuja expressão aumentada está frequentemente associada ao crescimento do tumor e a metástases. No entanto, não foi possível determinar a evolução bioquímica ou a evolução sintomática destes doentes. Os níveis elevados de TNF-α nestes doentes com CaP e HBP foram demonstrados, pelo que também se verificou o envolvimento da inflamação neste estudo. No entanto, não é claro se a presença de TNF-α elevado está associada a doença avançada ou não nestes doentes. Os níveis séricos elevados de citocinas específicas, incluindo o TNF-α, foram previamente descritos em amostras de PCa e HBP e também em linhas celulares da próstata (Mizokami *et al,* 2000). Perambakam *et al.* (2005) registaram níveis significativamente elevados de TNF-α em doentes com doença avançada em comparação com doença local. O TNF-α, considerado uma citocina pleiotrópica, ativa simultaneamente mecanismos de sobrevivência e de morte celular e pode influenciar o crescimento celular através de mecanismos apoptóticos e não apoptóticos (Muenchen *et al.*, 2000). A via de sinalização através da qual o TNF-α medeia este efeito não foi definida, mas foi estabelecida a relação entre níveis elevados de TNF-α e cancro metastático (Michalaki *et al.*, 2004). Os resultados obtidos sugerem que o TNF-α está correlacionado com a extensão da doença em doentes com CaP e pode ser monitorizado em conjunto com outros marcadores de doença. Yoshida *et al.* (2002) demonstraram que os níveis séricos de TNF-α se correlacionavam diretamente com o agrupamento em estádio avançado, em comparação com os controlos, e sugeriram que o TNF-α poderia ser útil no diagnóstico precoce da doença. Nakashima *et al.* (1998) e Michalaki *et al.* (2004) referiram que o TNF-α poderia estar associado à progressão da PCA. Além disso, uma melhor compreensão da forma como o TNF-α contribui para a fisiopatologia do CaP forneceria novos alvos para intervenção terapêutica.

O desenvolvimento do cancro tem sido geralmente associado à inflamação (Balkwill *et al.*, 2002;

Coussens *et al.*, 2002) e o cancro em si é caracterizado por alterações genómicas, tais como mutações pontuais, supressão e amplificação de genes, bem como alterações cromossómicas que conduzem a alterações celulares irreversíveis. O desenvolvimento do cancro exige a aquisição de uma proliferação autossuficiente, insensibilidade a sinais anti-proliferativos, evasão da apoptose, potencial replicativo ilimitado com invasão dos tecidos e metástases (Hanahan *et al.*, 2000). Muitas vias inflamatórias funcionam para mediar a reparação dos tecidos (Chen, 2003). Mas parece que no CaP (e na HBP) as vias inflamatórias disponíveis são incapazes de mediar esta reparação tecidular e o regresso ao funcionamento correto do tecido. Numa extensão do seu papel fisiológico na mediação da reparação dos tecidos ou como estratégia de defesa do hospedeiro contra a infeção, a resposta inflamatória pode desempenhar um papel no fornecimento de sinais de sobrevivência e proliferação às células iniciadas, conduzindo assim à promoção do tumor.

A descoberta de leucocitose de neutrófilos tanto no CaP como na HBP, a regulação positiva do TNF-α tanto no CaP como na HBP, sem diferença significativa entre os grupos, sugere uma ligação estreita entre o CaP e a HBP, com células cancerosas em rápida divisão no CaP, em comparação com um aumento anormal lentamente progressivo com morfologia heterogénea na HBP.

A HBP foi definida histologicamente como um crescimento excessivo das células epiteliais e estromais da zona de transição e da área peri-uretral (Robert *et al.*, 2009). Há provas de que a inflamação prostática pode ser um componente-chave no aumento da próstata e na progressão da HBP. Estudos recentes demonstraram uma ligação entre a inflamação prostática histológica e o aumento da próstata ou a pontuação dos sintomas (Roehrborn *et al.*, 2005;

Nickel *et al.*, 2008). Foram estudados numerosos intervenientes-chave na inflamação crónica na HBP: foi demonstrado que vários factores de crescimento e citocinas estão envolvidos tanto no processo inflamatório como nas interacções entre as células prostáticas epiteliais/estromais (Kramer *et al.*, 2007). As alterações inflamatórias crónicas com um infiltrado linfocítico são frequentemente observadas na HBP em comparação com as células malignas no CaP (Robert *et al.*, 2009).

Fenotipicamente, foram identificadas células intermédias entre as células basais e secretoras no epitélio normal da próstata e estas células estão aumentadas nas lesões de atrofia inflamatória proliferativa. A presença de um grande número de células intermédias altamente proliferativas na atrofia inflamatória proliferativa indica que estas células podem servir como células-alvo preferenciais na carcinogénese da próstata. As provas apresentadas neste estudo sobre o envolvimento e o papel da inflamação no CaP e na HBP são convincentes e estão de acordo com as conclusões ou resultados de outros estudos. Compreender o papel da inflamação no CaP é importante porque as vias inflamatórias podem ser potencialmente direccionadas para a prevenção e o tratamento do CaP e da HBP. O que não é imediatamente óbvio é o fator que desencadeia os processos inflamatórios nestes doentes com CaP, bem como no grupo de HBP. O fator que desencadeia a inflamação nestes doentes não foi identificado devido à escassez de informações (tabagismo, infeção, história familiar, etc.), nestes indivíduos sob investigação.

AMACR um potencial marcador para o diagnóstico de PCa

A utilização do rastreio sérico do antigénio específico da próstata (PSA) facilitou a deteção precoce do CaP (Rao 2002). O diagnóstico do adenocarcinoma da próstata continua, no entanto, a depender do reconhecimento de critérios básicos de hematoxilina e eosina. A alfa-metilacil-CoA racemase (AMACR) é uma enzima mitocondrial e peroxisomal que se encontra sobre-expressa no CaP (Zheng *et al.,* 2002). A sua descoberta e sobre-expressão no CaP representa um triunfo da tecnologia de microarray de alto rendimento para identificar genes diferencialmente expressos que eram específicos dos tecidos da próstata em geral, do adenocarcinoma prostático e do tecido benigno da próstata (Evans 2003). O gene AMACR codifica uma proteína de 382 aminoácidos que desempenha um papel fundamental na β-oxidação dos ácidos gordos de cadeia ramificada e dos intermediários dos ácidos biliares, o ácido dihidroxicolestanóico e o ácido trihidroxicolestanóico (Evans 2003). Especificamente, catalisa a conversão de (2R) α-metil acil CoAs gordos de cadeia ramificada nos seus estereoisómeros (S). As mutações no gene AMACR, associadas a uma atividade enzimática reduzida, foram implicadas no desenvolvimento de neuropatia motora sensorial de início na idade adulta (Ferdinandusse *et al.*, 2000). Pensa-se que isto seja uma consequência de aumentos sustentados dos ácidos gordos de cadeia ramificada no plasma, como o ácido pristânico. Por conseguinte, a expressão do gene AMACR foi estabelecida como um biomarcador sensível e específico para o diagnóstico do CaP (Zheng *et al.*2002)

Zheng *et al.* (2002) descobriram que determinadas variantes de sequência no gene AMACR estão fortemente associadas ao desenvolvimento de CaP em famílias afectadas por CaP hereditário. Mubiru *et al.* (2005) referiram que um evento de deleção no exão 5 do gene AMACR cria um novo transcrito que é expresso de forma coordenada com as outras formas de AMACR, mas com características bioquímicas diferentes. Neste estudo, os iniciadores utilizados amplificaram um amplicon de 450 pb nas amostras de sangue, o que poderá ter um interesse fundamental, uma vez que as amostras provinham de doentes com tumores malignos da próstata. Os iniciadores utilizados neste trabalho foram concebidos a partir do exão 5 da região do gene AMACR.

As limitações reconhecidas a este estudo incluem a utilização de uma única avaliação de marcadores inflamatórios na linha de base, bem como a incapacidade de medir mais citocinas devido ao financiamento limitado. Seria importante determinar se estes resultados poderiam ser replicados em amostras maiores com a inclusão de outras citocinas pró e anti-inflamatórias. Os pontos fortes deste estudo residem na utilização de casos patologicamente confirmados de cancro da próstata e de casos benignos. Trata-se de um estudo prospetivo com múltiplos marcadores do estado inflamatório, por oposição a um único marcador.

O estudo, o primeiro do género no Gana, forneceu dados de base e destacou a inflamação e a anemia em doentes com CaP e HBP. O diagnóstico da doença pode basear-se na deteção das bandas AMACR (5) 1 e AMACR (5) 3 em amostras de sangue de doentes com a doença maligna, em comparação com casos benignos.

Atualmente, o custo da investigação laboratorial histopatológica e do diagnóstico de CaP para o doente varia entre 80,00 e 120,00 Cedis GH por biopsia. A inclusão do teste de química clínica (rastreio do PSA), atualmente a 30,00 GH Cedis, aumentará o custo para 150 GH Cedis, apesar de os resultados do teste de PSA não serem específicos. De acordo com as conclusões deste estudo, a investigação laboratorial e o diagnóstico do CaP incluiriam especificamente a análise do hemograma completo, o ensaio da ferritina, o ensaio do TNF-и e a análise molecular de amostras de sangue de casos suspeitos. O custo estimado é de aproximadamente GHCedis165.00 e a amostragem seria efectuada uma vez, tornando todo o processo mais simples, menos traumático, económico e mais benéfico para o doente e também para o médico.

5.2 CONCLUSÕES

Este estudo produziu resultados que estabelecem dados de base para doentes com PCa e BPH no Gana. Dois dos quatro marcadores pró-inflamatórios confirmaram, pela primeira vez, a existência de inflamação nestes indivíduos indígenas do Gana. O valor de TNF-α foi regulado positivamente tanto no PCa como na HBP, enquanto a ferritina era baixa em ambos os grupos. Havia uma doença inflamatória subjacente nestes indivíduos com CaP e nos casos de HBP, mas a natureza exacta da inflamação não era conhecida. O fator desencadeante da inflamação também não foi identificado, embora a deficiência de folato parecesse ser um candidato, mas também não se sabia se era devido ao fumo do cigarro, a uma infeção, ao alcoolismo ou à má absorção, mas a anemia estava obviamente envolvida na incidência de CaP e HBP nestes indivíduos do estudo. Um estudo prospetivo seria ideal para determinar se a redução das reservas de ferro corporal é uma consequência ou uma causa do CaP, que influencia diretamente o estado do ferro e a carcinogénese.

Os níveis de creatinina sérica eram muito elevados nos doentes com HBP, confirmando o aumento da glândula prostática. A mesma observação é válida para os casos de PCa, mas é necessário explicar se o aumento da glândula está presente nos casos de PCa. A progressão da doença poderia explicar esta relação muito provavelmente. Os parâmetros hematológicos não diferem muito entre os casos de PCa e o grupo de HBP e os marcadores inflamatórios medidos também parecem ser semelhantes nos grupos.

Estes resultados não apoiam a hipótese de que os marcadores de inflamação podem ser utilizados para diferenciar o CaP da HBP, mesmo na presença destes quatro factores pró-inflamatórios. No entanto, a análise molecular envolvendo o exão 5 da região do gene AMACR distinguiu claramente os casos malignos dos benignos nas amostras de sangue dos casos. Esta descoberta pode ser uma ferramenta potencialmente importante nas mãos dos cientistas para o diagnóstico do CaP utilizando amostras de sangue.

5.3 RECOMENDAÇÕES

(1)   Seria ideal um estudo com uma amostra muito grande e informações detalhadas sobre o estilo de vida, história familiar, registos médicos e atividade física para determinar se estes resultados podem ser reproduzidos.

(2)   Os ensaios da interleucina-6 (IL-6), uma citocina pró-inflamatória, e da interleucina 10 (IL-10), uma citocina anti-inflamatória, devem ser incluídos no estudo para determinar o seu papel no CaP.

(3)   Seria útil efetuar ensaios de glóbulos vermelhos ou de folato em amostras de sangue para confirmar a deficiência de folato entre os casos.

(4)   A utilização da tecnologia de microarray e a análise da sequência de ADN forneceriam uma visão mais aprofundada da incidência de PCa e BPH no Gana.

REFERÊNCIAS

ABATE-SHEN C & SHEN MM (2000) Molecular genetics of prostate cancer.*Genes Dev.***14** (19): 2410-2434.

ADAMI HO, BERGSTROM R, ENGHOLM G, NYRÉN O, WOLK A, EKBOM A, ENGLUND A & BARON J(1996) A prospective study of smoking and risk of prostate cancer. *Int. J* **Cancer67**: 764-768.

AGALLIU I, SUURINIEMI M, PROKUNINA-OLSSON L, JOHANNESON B, COLLINS FS, STANFORD JL & OSTRANDER EA. (2008) Evaluation of a Variant in the Transcription Fator 7-like 2 (TCF7L2) Gene and Prostate Cancer Risk, Progression and Mortality in a Population-Based Study (Avaliação de uma variante no gene do fator de transcrição 7-like 2 (TCF7L2) e risco de cancro da próstata, progressão e mortalidade num estudo de base populacional). **Prostate68** (7): 740747.

AHMAD N, FEYES DK, NIEMINEN AL, AGARWAL R & MUKHTAR H (1997) O constituinte do chá verde epigalocatequina-3-galato e a indução de apoptose e paragem do ciclo celular em células de carcinoma humano. *J Natl Cancer Inst89*(24) 1881-1886.

AISEN P (1980) Iron transport and storage proteins - *Ann Rev* **Biochem49**:357-393.

AKIBA S, NERISHI K & BLOT WJ (1991) Serum ferritin and stomach cancer among Japanese population.**Cancer67**:1707-1712.

ALBERTSEN PC, HANLEY JA & GLEASON DF (1998) Competing risk analysis of men aged 55 to 74 years at diagnosis managed conservatively for clinically localized prostate cancer. **JAMA820**: 975-980.

ALLEN NE, APPLEBY PN & DAVEY GK (2000) Hormonas e dieta: Baixo fator de crescimento semelhante à insulina-1 mas androgénios biodisponíveis normais em homens veganos. *Br J Cancer83*:95-97.

AMERICAN ASSOCIATION FOR CANCER RESEARCH (2006, 12 de novembro). Dois marcadores fortemente ligados à incidência e mortalidade do cancro da próstata quase uma década antes do diagnóstico. *Science Daily.* Recuperado de http://www.sciencedaily.com/releases/2006/11/061112235628.htm

AMERICA CANCER SOCIETY (2010) What's new in Prostate Cancer Research and Treatment? Descarregado de http://www.cancer.org/docroot/CRI/content/CRI 2_4_6X_Whats_New_in_Prostate.

ANDERSON SO, WOLK A, BERGSTROM R, ADAMI HO, ENGHOM G, ENGLUND A&

NYREN O (1997) Body size and prostate cancer: a 20 year follow-up study among 135006 Swedish construction workers. *Br J* **Cancer89**:385-389.

ARONSON WJ, GLSPY JA & REDDY ST (2001) Modulation of omega-3/omega-6 polyunsaturated ratios with dietary fish oils in men with prostate cancer. **Urology58**:283-288.

AROSIO P, LEVI S & GABRI E (1984) Heterogeneidade da ferritina II: aspectos imunológicos. In: Albertini A, Arosio P, Chiancone E, Drysdale J (eds) Ferritins and isoferritins as biochemical markers. Elsevier, Amsterdão, Nova Iorque, Oxford, pp. 33-47.

AUGUSTSSON K, MICHAUD DS & RIMM EB (2003) A prospective study of intake of fish and marine fatty acids and prostate cancer. Cancer Epidemiol Biomarkers Prev. 12:64-67

BAHNSON RR, OELER T, TRUMP D, SMITH D & SCHWARTZ GG (1993) Inhibition of prostatic carcinoma cell lines by 1, 25 dihydroxyvitamin D3 and vitamin analog. *J* **Urol149**:471a.

BAI Y, GAO Y-T, DENG J, SESTERHENN IA, FRAUMENI Jnr JF & HSING AW (2005) Risk of prostate cancer and family history of cancer: a population-based study in China. *Prostate Cancer and Prostatic Diseases* **8**: 60-65.

BALKWILL F, & MONTAVANI A (2002) Inflammation and cancer: back to Virchow? *Lancet* **357**: 539-545.

BARRASS BJR, THURAIRAJA R, MCFARLANE J &PERSAD RA (2006) Haematuria in prostate cancer: new solutions for an old problem. *BJU International* **97** (5) 9002

BEACH R, GOWN AM & PERALTA-VENTURINA M N (2002) P504S immunohistochemical detection in 405 prostatic specimens including 37618-gauge needle biopsies. *Am J Surg Pathol* **26**:1588-1596?

BEER, TM, TANGEN, CM, BLAND LB, THOMPSON, IM & CRAWFORD, ED (2004) Prognostic value of anemia in newly diagnosed metastatic prostate cancer: a multivariate analysis of southwest oncology group study 8894. *J Urol.***172** (6 Pt 1): 2213-2217.

BERGES RR (1993) Cell proliferation, DNA repair and p53 function are not required for programmed death of prostatic glandular cells induced by androgen ablation. *Proc Natl Acad Sci* **USA90**:8910-8914.

BILL-AXELSON A, HOLMBERG L & RUUTU M (2005) Radical prostatectomy versus watchful waiting in early CaP *N Engl J* **Med352**:1977-1984.

BLOOM JOAN R, STEWART SUSAN L, OAKEY-GIRVANS INGRID, JANE BANKS PRISCILLA& CHANG SUBO (2006) Family history, perceived risk and Prostate Cancer Screening among African American men. *Cancer Epidemiol Biomarkers Prev* **15** 11:2167-2173.

BOLLA M, COLLETTE L & BLANK L (2002) Long-term results with immediate androgen suppression and external beam irradiation in patients with locally advanced prostate cancer (an EORTC study): a phase III randomized trial. *Lancet.***360**:103-106.

BOSTWICK DG & BRAWER MK (1987) Prostatic intraepithelial neoplasia and early invasion in prostate cancer.*Cancer* **59**:788-794.

BOSTWICK DG, AMIN MB, DUNDORE P, MARSH W, & SCHULTZ DS (1993) Architectural patterns of high grade prostatic intraepithelial neoplasia.*Hum. Pathol.***24**: 298-310.

BRACARDA S, DE COBELLI O & GRECO C (2005) Cancer of the prostate *Crit Rev Oncol Hematol.* **56**: 379-396.

BRAVO MP, CASTELLANOS E &DEL RAY CALERO J (1991) Dietary factors and prostatic cancer. *Urol* **Int46**:163-166.

BROMAGE J STEPHEN, NAPIER-HENRY D RICHARD, PAYNE R STEPHEN, PEARCE IAN E MCINTYRE GIAIN (2006) The use of prostate-specific antigen in men presenting with haematuria. *BJU International***98**:1221-1224.

BURFORD DC, KIRBY M, &AUSTOKER J (2008) Prostate Cancer Risk Management Programme information for primary care; PSA testing for asymptomatic men.NHS Cancer Screening Programmes:Shefield.

FACTOS E NÚMEROS SOBRE O CANCRO (2005) Atlanta: American Cancer Society, Inc.

CANCER RESEARCH, UK (2002) http://www.cancerhelp.org.uk/help/default-printer-friend.asp?page=5702).

CANNON L, BISHOP DT, SKOLNICK M, HUNT S, LYON JL E SMART CR (1982) Genetic epidemiology of prostate cancer in the Utah mormon genealogy. *Cancer* **Surveys1**:47-69.

CARLIN BI, PRETLOW TG, PRELOW TP & RESNICK MI (1996) Green tea polyphenols inhibit growth of prostate cancer xenograft CWR22: implications for prostate cancer chemoprevention. *Proc.Annu Meet Am Assoc Cancer Res.***37**: A1915.

CARTER GD, CHILD B & ISAACS WB (1993) Hereditary Prostate Cancer Epidemiologic and Clinical features. *J Urol* **150**: 797- 802.

CARPTEN J, NUPPONEN N & ISSACS S (2002) Mutações na linha germinativa do gene da ribonuclease L em famílias que mostram ligação com HPC1. *Nat* **Genet30**:18 1814.

CARTER BS, BEATY TH, STEIBERG GD, CHILDS B, ISAACS WB& WALSH PC(1992) Mendelian inheritance of familial prostate cancer. *Proc Natl. Acad. Sci.***89**:3367-3371.

CARTER BS, BOVA G, BEATY TH, STEINBERG GD, CHILDS B, ISAACS WB E WALSH PC (1993) Cancro da próstata hereditário: Epidmiologic and clinical features.*J Urol*. **150**: 797-802.

CHAN JM, STAMPFER MJ & MA J (2002) Insulin-like growth fator-1 (IGF-1) and IGF binding protein-3 as predictors advanced-stage prostate cancer. *J Natl Cancer Inst*. **94**: 1099-1106.

CHAUDRY A, MCCLINTON S, MOFFAT LEF & WAHLE KWJ (1991) Essential fatty acids distribution in the plasma and tissue phospholipids of patients with benign and malignant prostatic disease. *Br J* **cancer64**: 1157-1160.

CHAUDRYAA, WALE KW,& MCCLINTON S(1994) Arachidonic acid metabolism in benign and malignant prostate tissue in vitro: Efeitos dos ácidos gordos e dos inibidores da ciclo-oxigenase. *Int J* **Cancer57**; 176-180.

CHEN C (2001) Risk of prostate cancer in relation to polymorphisms of metabolic genes.*Epidemiol* **Rev23**: 30-35.

CHEN LW (2003) The two faces of IKK and NFkappaB inhibition: prevention of systemic inflammation but increased local injury following intestinal ischaemiareperfusion. *Nat Med* 9: 575-581.

CHEN SS, CHEN KK, LIN AT, CHANG YH, WU HH & CHANG LS (2002) A correlação entre os níveis hormonais séricos pré-tratamento e o resultado do tratamento de doentes com cancro da próstata e metástases ósseas. *BJU* **Int89**: 710-716.

CHEN WEIWEN, WU WELFANG, ZHAO JIAN, YU CHUNXIAO, LIU WENWENJIANG ANLI & ZHANG JIANYE (2007) Molecular cloning and preliminary analysis of the human a-methyl acyl CoA racemase promoter *Mol Bio* **Rep66**:496-504.

CHEN Y E HUGHES-FULFORD M (2001) As células cancerosas da próstata humana não dispõem de regulação de retorno do recetor de lipoproteínas de baixa densidade e do seu regulador, SREBP 2 *Int J* **Cancer91**:41-45.

CHIONG E, WONG AF, CHAN YH & CHIN CM (2005) Revisão das manifestações clínicas de casos de cancro da próstata bioquimicamente avançado. *Asian J Surg* **28**: 202-206.

CHUN B H, MITCHELL SH & ZHANG AS (2001) Efeitos do ácido docosahexanóico e do ácido eicosapentanóico no crescimento celular mediado por androgénios e na expressão genética em células de cancro da próstata LNCaP.**Carcinogenesis22**:1201-1206.

CIEZKI JP, KLEIN EA & ANGERMEIER K (2004) A retrospective comparison of androgen deprivation (AD) vrs no AD among low-risk and intermediate-risk prostate cancer patients treated with brachytherapy, external beam radiation therapy, or radical prostatectomy. *Int J Radiat Oncol*

Biol **Phys60**:1347-1350.

CLARK LC, DALKIN B & KRONGRAD A (1998) Decreased incidence of prostate cancer with selenium supplementation: results of a double-blind cancer prevention trial. *Br J* **Urol81**:730-734.

COFFEY DS (1979) Physiological control of prostatic growth: an overview. In: Cancro da próstata. Série de relatórios técnicos da União Internacional contra o Cancro (UICC). Vol 48. Genebra (Suíça): *UICC*; p 4-23.

COSTELLO LC, FRAKLIN RB & NARAYAN P (1999) Citrate in the diagnosis of prostate cancer.*The* **Prostate38**: 237- 245.

COUGHLIN SS, NEATON JD & SENGUPTA A (1996) Cigarette smoking as a predictor of death from prostate cancer in 348,874 men screened for the Multiple Risk fator Intervention Trial. *Am J Epidemiol.***143**: 1002-1006.

COUSSENS LM & WERB Z (2002) Inflammation and cancer. *Nature.***420**:860-867.

COVELL AM & WORWOOD M (1984) Isoferritinas no plasma. In: Albertini A, Arioso P, Chiancone E, Drysdale J (eds) Ferritins and isoferritins as biochemical markers. Elsevier, Amsterdão, Nova Iorque, Oxford, pp. 49-65.

CRAWFORD E D, BLACK L, EADY M, & KRUEP EJ (2010) A retrospective analysis illustrating the substantial clinical and economic burden of prostate cancer. *Prostate Cancer and Prostatic Diseases (Cancro da próstata e doenças da próstata)* 1-6.

CROWE FL, KEY TJ, APPLEBY PN, TRAVIS RC, OVERVAD K, JAKOBSEN MU, JOHNSEN NF, TJ0NNELAND A, LINSEISEN J, ROHRMANN S, BOEING H, PISCHON T, TRICHOPOULOU A, LAGIOU P, TRICHOPOULOS D, SACERDOTE C, PALLI D, TUMINO R, KROGH V, BUENO-DE-MESQUITA HB, KIEMENEY LA, CHIRLAQUE MD, ARDANAZ E, SANCHEZ MJ, LARRANAGA N, GONZALEZ CA, QUIRÓS JR, MANJER J, WIREĂLT E, STATTiN P, HALLMANS G, KHAW KT, BiNGHAM S, FERRARi P, SLiMANi N, JENAB M &B RiBOLi E(2008) Ingestão de gordura na dieta e risco de cancro da próstata na Investigação Prospetiva Europeia sobre Cancro e Nutrição. *Am. J Clin.Nutr.***87**:1403-1413.

CuEBAS DA, PHiLiPS C, SCHMiTz W, CONzELMANN E & NOViKOV DK (2002) The role of alpha-methylacyl CoA racemase in bile acid synthesis. *Biochem* **J363**: 801-807.

CuSSENOT, O, AzzOuzi, AR, BANTSiMBA-MALANDA, G, GAFFORY, C, MANGiN, P, CORMiER, L, FOuRNiER, G, VALERi, A, JOuFFE, L, ROuPRET, M, FROMONT, G, SiBONY,

M, COMPERAT, E & CANCEL- TASSiN, G (2008) Effect of genetic variability within 8q24 on aggressiveness patterns at diagnosis and familial status of prostate cancer. *Clin Cancer* **Res14**: 5635-5639.

D'AMICO AV, CHEN MH, RENSHAW AA, LOFFREDO M & KANTOFF PW (2008) Causas de morte em homens submetidos a terapia de supressão de androgénio para cancro da próstata localizado ou recorrente recentemente diagnosticado. **Cancro113**:3290-3297.

D'AMICO AV, DENHAM JW, & CROOK J (2007) Influência da terapia de supressão de androgénios para o cancro da próstata na frequência e momento dos enfartes fatais do miocárdio.*J ClinOncol25***:2420-2425.

D'AMICO AV, WHITTINGTON R & MALKOWICZ SB (1998) Biochemical outcome after radical prostatectomy, external beam radiation therapy, or interstitial radiation therapy for clinically localized prostate cancer. **JAMA280**:969-974.

DANiELL HW (1995) A worse prognosis for smokers with prostate cancer.*J Urol.***154**:153-157.

DANTONi TRACi (2009) Higher creatinine levels linked to increased prostate cancer risk. http;//wwwrenal and urologynews.com/traci-dantoni/author.552

DE MARzO, AM, MARCHi, VL, EPSTEiN Ji & NELSON WG (1999) Proliferative inflammatory atrophy of the prostate: implications for prostatic carcinogenesis. *Am J* **Pathol155**: 1985-1992.

DE STEFANi E, DENEO-PELLEGRiNi H & BOFFETTA P (2000) Alpha-linolenic acid and risk of prostate cancer; A case-control study in uruguay.*Cancer Epidemiol Biomarkers* **Prev9**:335-338.

DE STEFANI E, FIERRO L & Barrios e. (1995) Tobacco alcohol diet and risk of prostate cancer.**Tumori81**:315-320.

DENEO-PELLIGRINI H, DE STEFI E & RONCO A (1999) Nutrientes alimentares e cancro da próstata: Um estudo de caso-controlo no Uruguai. *Br J* **Cancer80**:591-597.

DENNIS LK & DAWSON DV (2002) Meta-analysis of measures of sexual activity and prostate cancer.*Epidemiology* **13**: 72-79.

DENNIS LK, LYNCH CF & TORNER JC (2002) Epidemiologic association between prostatitis and prostate cancer. **Urologia60**:78-83.

DHANASEKARAN SM, BARRETTE TR, GHOSH D, SHAH R,VARAMBALLY S, KURACHI K, PIENTA KJ, RUBIN MA,& CHINNAIYAN AM (2001) Delineation of prognostic biomarkers in prostate cancer. **Nature412**: 822-826.

DOLL R, PETO R, WHEATLEY K, GRAY R& SUTHERLAND I (1994) Mortality I relation to smoking: 40 years' observations study on male British doctors. *Br. Med. J309*:901-911.

DOMINGUE SR GERALD J & HELLSTROM WAYNE JG (1998) Prostatitis. *Clin Microbiol Rev:* 604-613.

DRIVDAHL RH,LOOP SM,ANDRES DL & OSTENSON RC (1995) IGF-binding proteins in human prostate tumor cells: expression and regulation by 1,25- dihydrxyvitamin D3. *Prostate* **26**:72-79.

DUTHIE J S (1999) Folic acid deficiency and cancer: mechanisms of DNA instability (Deficiência de ácido fólico e cancro: mecanismos de instabilidade do ADN). *British Medical* **Bulletin55**(3); 578-592

EFSTATHIOU J, BAE K& SHIPLEY WU (2009) Cardiovascular mortality after androgen deprivation therapy for locally advanced prostate cancer (Mortalidade cardiovascular após terapia de privação de androgénio para cancro da próstata localmente avançado): RTOG 85-31 *J Clin* **Oncol27**: 92-99

EISERICH JP, HRISTOVA M & CROSS CE (1998) Formation of nitric oxide-derived inflammatory oxidants by myeloperoxidase in neutrophils. *Nature* **391**:393-397.

EMERY L, FRANSEN M, DE NYS K, MANNARETS GP & VAN VELDHOVEN P P (2000) Mitochondrial and peroxisomal targeting of 2-methyl-acl CoA racemase in humans. *J Lipid* **Res41**(11):1752-1759.

ENGELAND A, TRETLI S & BJORGE T (2003) Height, body mass index, and prostate cancer: a follow-up of 950000 Norwegian men. *Br J* **Cancer89**:1237-1242.

ERI LM, URDAL P & BECHENSTEEN AG (1995) Effects of luteinizing hormone- releasing agonist, leuprolide, on lipoproteins, fibrinogen and plasminogen activator inhibitor in patients with benign prostatic hyperplasia.**Cancer154**:100-104.

ESCOBAR EL, GOMES-MARCONDES MC & CARVALHO HF.(2009) A qualidade dos ácidos gordos da dieta afecta os níveis de AR e PPARg e o crescimento da próstata. **Prostate69**: 548-558.

ETIENNE M, CHAVANET P, SIBERT L, MICHEL F, LEVESQUE H, LORCERIE B, DOUCET J, PFITZENMEYER P & CARON F.(2008) Acute prostatitis: heterogeneity in diagnostic criteria and management. Análise retrospetiva multicêntrica de 371 pacientes com diagnóstico de prostatite aguda. *BMC Infect* **Dis8**: 12.

EVANS AJ (2003) Alpha-Methylacyl CoA racemase (P504S): visão geral e utilizações potenciais em patologia diagnóstica aplicada a biópsias prostáticas por agulha. *J Clin* **Pathol56**: 892-897.

EVERSON RB, WEHR CM & EREXSON GL(1988) Association of marginal folate depletion with increased human chromosome damage in vivo: demonstration by analysis of micronucleated erythrocytes. *J Natl Cancer Inst.***80**: 525-529.

EWIGS P & BOWIE C(1996) A case-control study the prostate in Somerset and East Devon. *Br J* **Cancer74**: 661-666.

FABINY DL & ERTINGSHAUSEN G (1971) Automated reaction-rate method for determination of serum creatinine with the CentrifiChem.*Clin* **Chem17**: 696-700.

FERDINANDEUSSE S, DENIS S, IJLST L, DACREMONT G, WATERHAM HR & WANDERS R J (2000) Subcellular localization and physiological role of alpha- methylacyl-CoA racemase. *J Lipid* **Res41** (11): 1890-1896.

FERLAY J (2007) Estimates of the cancer incidence and mortality in Europe in 2006. *Ann* **Onc18**(3): 581-592.

FINCHAM SM, HILL GB, ANSON J & WIJAYASINGHE C (1990) Epidemiology of prostatic cancer: a case-control study. **Prostate17**: 189-206.

FITZGERALD LIESEL M, RUSSELL THOMSON, ANDREA POLANOWSKI, BRIMONY PATTERSON, JAMES D MCKAY, JAMES STANKOVICH & JOANNE L DICKINSON (2008) Sequence Variants of a-Methyl-CoA Racemase Are Associated With Prostate Cancer Risk: A Replication Study in an Ethnically Homogenous Population. *The* **Prostate68**: 1373-1379.

FLEMING C, WASSON J & ALBERTSEN PC (1993) A decision analysis of alternative strategies for clinically localized prostate cancer. *JAMA* **269**: 2650-2658.

FLESHNER N, BAGNELL PS, KLOTZ L & VENKATESWARAN V(2004) Dietary fat and prostate cancer. *J* **Urol171**: 19-24.

FOSSÂ S. D., H. WAEHRE, E. PAUS (1992) The prognostic significance of prostate specific antigen in metastatic hormone-resistant prostate cancer. *Br J Cancer.* 66(1): 181-184.

FOSSA SD, DEARNALEY DP, LAW M, GAD J, NEWLING DW & TVETER K (1992) Prognostic factors in hormone-resistant progressing cancer of the prostate. *Ann Oncol* **3**: 361-366.

FOWLER JEJR, BIGLER SA, WHITE PC & DUNCAN WL (2002) Terapia hormonal para o cancro da próstata localmente avançado.*J Urol.* **168**: 546-549.

FREEDLAND J STEPHEN, PLATZ A ELIZABETH (2007) Obesity and prostate cancer: making sense out of apparently conflicting data. *Epidemiol* **Rev29**: 88-97.

FREEDLAND SJ, ISAACS W B, PLATZ EA, TERRIS MK, ARONSON WJ & AMLING CL (2005) Prostate size and risk of high-grade, advanced prostate cancer and biochemical progression after radical prostatectomy: a search database study. *J Clin* **Oncol23**: 7546-7554.

FRENETTE PS.(2000) O ligando da glicoproteína P-Selectina (PSGL-1) é expresso nas plaquetas e pode mediar interacções plaquetas-endoteliais in vivo. *J Exp Med.* **191:**1413-22

GANDOUR-EDWARDS R, MACK PC, DE VERE-WHITE RW & GUMERLOCK PH (2004) Anomalias de proteínas apoptóticas e reguladoras do ciclo celular em componentes histopatológicos distintos da hiperplasia benigna da próstata. *Prostate Cancer and Prostatic* **Dis7**: 321-326.

GAWAZ M (2004) Role of platelets in coronary thrombosis and reperfusion of ischaemic myocardium. *Cardiovasc. Res.* **61:**498-511

GAWAZ M (2000) As plaquetas induzem alterações nas propriedades quimiotácticas e adesivas das células endoteliais através de um mecanismo dependente da interleucina-1. Implicações para a aterogénese. Atheroclerosis **148:** 75-85

GEBLUM D, POTTERS L, & ASHLEY R (1999) Urinary mobility following ultrasound-guided transperineal prostate seed implantation.*Int J Radiat Oncol Biol* **Phys45**; 59-67.

GILBERT DN, MOLLERLERING RC& SAND M (2005) The Sandford Guide to Antimicrobial Therapy. Em The Guide to Antimicrobial Therapy. Park H (Ed) Antimicrobial Therapy Inc. pp. 23-24.

GIOVANNUCCI E, RIMM E B, STAMPFER MJ, COLDITZ GA & WILLETT W C (1997) Height, body weight and risk of prostate cancer. *Cancer Epidemiol Biomarkers* **Prev6**: 557-563.

GIOVANNUCCI E, LEITZMANN M, SPEIGELMAN D, RIMM E B, COLDITZ GA, STAMPFER MJ & WILLETT WC (1998) A prospective study of physical activity and prostate cancer in male health professionals. *Cancer* **Res58**: 5117-5122.

GIOVANNUCCI E, RIMM EB & COLDITZ GA (1993) A prospective study of dietary fat and risk of prostate cancer.*J Natl Cancer* **Inst85**:1 571-1579.

GIOVANNUCCI E, RIMM EB, LIU Y, LEITZMANN M, WU K, STAMPFER MJ & WILLETT WC (2003) Body mass index and risk of prostate cancer in US health professionals. *J Natl Cancer* **Inst95**: 1240-1244.

GIOVANNUCCI EDWARD, LIU YAN, PLATZ ELIZABETH A, STAMPFER MEIR J & WILLETT WALTER C (2007) Risk factors for prostate cancer incidence and progression in the health professionals' follow-up study. *Int J* **Cancer121** (7): 1571-1578.

GIVANUCCI EDWARD, ERIC B RIMM, ALBERTO ASCHERIO, GRAHAM ACOLDITZ, DONNA SPIELGELMANN, MEIR J STAMPFER E WALTER C WILLET (1999) Smoking and risk of Total and Fatal Prostate Cancer in United States Health Professionals. *Cancer Epidemiol*

Biomarkers Prev. **8**: 277-282.

GLEASON DF (1977) Histologic grading and clinical staging of prostatic carcinoma Tannenbaum Meds. Urologic Pathology: *The Prostate* 171-197, Lea and Febiger Philadelphia.

GLEASON DF (1992) Histologic grading of prostate cancer: Uma perspetiva. *Hum Pathol.***23**: 273-279.

GLOVER JR FE, COFFEY DS, DOUGLAS LL, CADOGAN M & RUSSELL H (1998) The Epidemiology of prostate cancer in Jamaica. *J* **Urol159** (6): 1984-1986.

GODDARD KA, WITTE J S, SUAREZ B K, CATALONA WJ & OLSON J M (2001) Model-free linkage analysis with covariates confirms linkage of prostate cancer to chromosomes 1 and 4. *Am J Hum* **Genet68** (5): 1197-1206.

GODLEY PA, CAMPBELL MK & GALLAGHER P (1996) Biomarcadores do consumo de ácidos gordos essenciais e risco de carcinoma da próstata. *Cancer Epidemiol Biomarkers* **Prev5**: 889-895.

GOLDGAR DE, EASTON DF, CANNON-ALBRIGHT LA & SKOLNICK MH (1994) Systematic population-based assessment of cancer risk in first-degree relatives of cancer probands *J Natl Cancer* **Inst86**:1600-1608.

GONDAR MJ, SOANES WA & SHULMAN S (1966) Cryosurgical treatment of the prostate (Tratamento criocirúrgico da próstata). *Invest* **Urol3**: 372-378.

GRAHAM S, HAIGHEY B&MARSHALL J (1983) Diet in the epidemiology of carcinoma of the prostate gland. *J Natl Cancer Inst.***70**: 687-692.

GREENLEE RT, MURRAY T, BOLDEN S & WINGO PA (2000) Cancer Statistics. *CA Cancer J* **Clin50**: 7-33.

GRONBERG H, ISAAC SD, SMITH JR, CARPTEN JD, BOVA G S, FREIJE D, XU J, MEYERS D, COLLINS FS, TRENT JM, PATRICK C & ISAACS WB (1997) Characteristics of Prostate Cancer in Families Potentially linked to the Hereditary Cancer 1 (HPCI) Locus *JAMA* **278**: 1251-1255.

GRONBERG H, WIKLUND F & DAMBER J-E (1999) Age Specific Risks of Familial Prostate Carcinoma. A Basis for Screening, Recommendations in High Risk Populations. **Cancro86**: 477-483.

GROSSFELD GARY D, LATINI DM, DOWNS T, LUBECK DP, MEHTA SS & CARROLL PR (2002) Is ethnicity an independent predictor of PCa recurrence after radical prostatectomy? *J* **Urol168** (6) 510-515.

HABITO RC, MONTAITO J & LESLIE E (2000) Effects of replacing meat with soya bean in the diet on sex hormone concentrations in healthy adult males. *Br J Nutr*.**84**:557-563

HAENSZEL W & KURIHARA M (1968) Studies of Japanese migrants. 1. Mortalidade por cancro e outras doenças entre os japoneses nos Estados Unidos. *J Natl. Cancer Inst.* **40**:43-68.

HAGGMAN MJ, MACOSKA JA, WOJNO K J & OSTERLING JE (1997a) The relationship between prostatic intraepithelial neoplasia and prostate cancer. Questões críticas.*J Urol*. **158**: 12-22.

HAGGMAN MJ, WOJNO K J,PEARSALL CP, & MACOSKA JA, (1997b) Allelic loss of 8p sequences in prostatic intraepithelial neoplasia and carcinoma. *Urologia* **50:** 643-647

HAN M, BRANNIGAN RE, ANTENOR JA, ROEHL KA & CATALONA WJ (2004) Association of hemospermia with prostate cancer. *J Urol* **172**(6 Pt 1): 2189-292.

HAN KR, COHEN JK & MILLER RJ (2003) Treatment of organ confined prostate cancer with third generation cryosurgery: preliminary multicenter experience. *J Urol* **170** (4 pt 1): 1126-1130.

HANAHAN D, & WEINBERG RA (2000) The hallmarks of cancer. *Cell* **100**: 57-70.

HANN H-WL, KIM CY & LONDON WT (1989) Aumento da ferritina sérica na doença hepática crónica: um fator de risco para o carcinoma hepatocelular. *Int J Cancer* **43**: 376-379.

HARVEI S BJERVE KS & TRETLI S (1997) Prediagnostic level of fatty acids in serum phospholipids: Ácidos gordos Omega-3 e Omega-6 e o risco de cancro da próstata. *Int J Cancer* **71**: 545-551.

HAYES R B, PATTERN LM & STRICKLER H (2000) Sexual behavior, STDs and risks for prostate cancer. *Cancer Epidemiol Biomarkers* **82**: 718-725.

HAYES RB, ZIEGLER GR & GRIDLEY G (1999) Dietary factors and risk of prostate cancer among blacks and whites in the United States. *Cancer Epidemiol Biomarkers Prev* **8**:25-34.

HEMMININKI K & VAITTINEN P (1997) Effect of paternal and maternal cancer on cancer in the offspring: a population-based study. *Cancer Epidemiol Biomarkers Prev* **6**: 993-997.

HOFFBRAND AV, PETIT JE & MOSS PAH (2001) Megaloblastic anaemias and other macrocytic anaemias. In: Essential Haematology. pp 43-56 Fourth Edition. Blackwell Science.

HOFFBRAND AVICTOR & GREEN RALPH (2005) Megaloblastic anaemia.pp 60-84 In Postgraduate Haematology (Hoffbrand A Victor, Catovsky Daniel & Tuddenham G D Edward eds5[th] edn.Blackwell Publishing.

HORGER DC (2004) Estado atual da criocirurgia no tratamento do cancro da próstata. *AUA Update Series* **23** (lição 19):145-151.

HSIEH C L, OAKLEY-GIRVAN I, BALISE RR, HALPERN J, GALLAGHER RP, WU AH, KOLONEL LN, O'BRIEN LE, LIN IG, VAN DEN BERG DJ, TEH ZS, WEST DW & WHITTEMORE AS (2001) A genome screen of families with multiple cases of prostate cancer: Evidência de heterogeneidade genética. *Am J Hum Genet* **69** (1): 148-158.

HSING AW, MCLAUGHLIN JK, HRUBEC Z, BLOT WJ & FRAUMENI JF (1991) Tobacco use and prostate cancer: 26 year follow-up of US veterans. *Am J Epidemiol.* **113**: 437-441.

HSING AW, MCLAUGHLIN JK, SCHUMAN IM, BJELKE E, GRIDLEY G, WACHOLDER S, CHIEN H T & BLOT WJ (1990) Diet, tobacco use, and fatal prostate cancer results from the Lutheran Brotherhood Cohort Study. *Cancer Res.* **50**: 6836-6890.

HSING AW, MCLAUGHLIN JK, SCHUMAN LM, BJELKE E, GRIEDLEY G, WACHOLDER S, CHIEN HT & BLOT WJ (1990) Diet, tobacco use and fatal prostate cancer: results from the Lutheran Brotherhood cohort Study. *Cancer Res.* **50**:6836-6840.

HSING AW, WANG RT, GU FL, LEE M, WANG T, LENG T J, SPITZ M & BLOT WJ (1994) Vasectomy and Prostate cancer risk in China. *Cancer Epidemol Biomarkers Prev* **3** (4): 285-288.

HSING AW, MCLAUGHLIN JK, HRUBEE Z, BLOT WJ & FRAUMENI JF (1991) Tobacco use and prostate cancer: 26-year follow-up of US veterans. *Am J Epidemiol.* **133**:437-441.

HUGHES C, MURPHY A, MARTIN C, SHEILS O & O'LEARY J (2005).Molecular pathology of prostate cancer.*J Clin Patho* **58**; 673-684.

HUGHES-FULFORD M, CHEN Y & TJANDRAWINATA RR (2001) Fatty acid regulates gene expression and growth of human prostate cancer PC-3 cells. *Carcinogénese* **22L**:701-707.

HUMMEL S, PAISLEY S & MORGAN A (2003) Clinical and cost effectiveness of new and emerging technologies for early localized cancer: a systematic review. *Health Technol Assess* **7**:33.

HURSTING SD, THORNQUIST M & HENDERSON MM (1990) Types of dietary fat and the incident of cancer at five sites. *Prev Med* **19**: 242-253.

HUSSAIN F, AZIZ H,MACCHIA R,AVITABLE M &ROTMAN M (1992) High grade adenocarcinoma of prostate in smokers of ethnic minority groups and Caribbean island immigrants. *Int. J Radiat.Oncol. Biol. Phys.* **24**: 451-461.

HUSSAIN SP, HOFSETH L J & HARRIS C C (2003) Radical causes of cancer. *Nat Rev Cancer* **3**: 276-285.

IL'YASOVA DORA, COLBERT LISA H, HARRIS TAMARA B, NEWMANN ANNE B, BAUER DOUGLAS C, SATTERFIELD SUZANE & KRITCHEVSKY STEPHEN B (2005) Circulating Levels of Inflammatory Markers and Cancer Risk in the Health Aging and Body Composition Cohort.

Cancer Epidemiol Biomarkers Prev **14** (10): 2413-2418.

IMAMOTO T, SUZUKI H, YANO M, KAWAMURA K, KAMIYA N, ARAKI K, KOMIYA A, NAYA Y, SHIRASHI T & ICHIKAWA T (2009) A presença de cancro da próstata afecta os níveis séricos de testosterona em doentes com cancro da próstata clinicamente localizado? *Prostate Cancer and Prostatic Diseases* **12**: 78-82.

JIANG Z, TRETIAKOVA M & STEIBERG G (2003).Sobreexpressão de alfa-metilacil-CoA racemase/ P504S em adenocarcinoma prostático recorrente após radiação.*Mod Pathol* **16:** 155A

JIANG Z, WU CL, WODA BA, DRESSER K, XU J, FANGER GR & YANG XJ (2002) P504S/alfa-metilacil-CoA racemase: um marcador útil para o diagnóstico de pequenos focos de carcinoma da próstata na biopsia por agulha. *Am J Surg Pathol*. **26**(9): 1169-1174

JIANG Z, LI C, FISCHER A, DRESSER K & WODA BA (2005) Utilização de um cocktail AMACR(P504S)/34bE/p63 para a deteção de pequenos carcinomas focais da próstata em biopsias por agulha. *AM J Clin Path* **123**: 231-236.

JIANG Z, WODA BA, WU C-L & YANG XJ (2004) Descoberta e aplicação clínica de um novo marcador do cancro da próstata: Alfa-Metilacil CoA racemase (P504S). *Am J Clin Pathol* **122** (2): 275- 289.

JIANG Z, WODA B A & ROCK KL (2001) P504S A new molecular marker for the detection of prostate carcinoma. *Am J Surg Pathol* **25:** 1397-1404.

JIANG Z, WU CL, WODA BA, ICZKOWSKI KA, CHU PG, TRETIAKOVA MS, YOUNG RH, WEISS LM, BLUTE RD, BRENDLER CB, KRAUSZ T, XU JC, ROCK KL, AMIN MB & YANG XJ (2004) Alfa-metil-CoA racemase: um estudo multi-institucional de um novo marcador do cancro da próstata. *Histopatologia* **45**: 218225.

JOHANSSEN JE, HOLMBERG L & JOHANSSEN S (1997) Fifteen-year survival in prostate cancer. Um estudo prospetivo de base populacional na Suécia. *JAMA* **277:** 467471.

JOHANSSON JE, ANDERSSON SO, HOLMBERG L & BERGSTROM R (1991) Prognostic factors in progression-free survival and corrected survival in patients with advanced prostatic cancer: results from a randomized study comprising 150 patients treated with orchiectomy or estrogens. *J Urol* **146**: 1327-1332.

KALLAKURY BV, YANG F & FIAGGE J (1996) Diminuição dos níveis da proteína CD44 e do ARNm no carcinoma da próstata. Correlação com o grau e a ploidia do tumor.*Cancer* **78**: 1461-1469.

KARMALI RA (1987) Fatty acids: Inhibition. *Am J Clin Nutr*. **45**: 225-229.

KAUFMAN STEVEN (2002) New Study Finds Vasectomy Does not increase Prostate Cancer Risk

(Novo estudo conclui que a vasectomia não aumenta o risco de cancro da próstata). http://www.sciencedaily.co/releases/2002/06/020619074253.html.

KEATING NL, O'MALLEY AJ& SMITH MR (2006) Diabetes and cardiovascular disease during androgen deprivation therapy for prostate cancer. *J Clin Oncol*. **24**: 4448-4456

KEY TJ, SILCOCKS PB & DAVEY GK (1997) A case-control study of diet and prostate cancer. *Br J Cancer* **76:** 678-687

KIBEL AS, SUAREZ BK & BELANI J (2003) CDKN1A and CDKIB polymorphs and risk of advanced prostate carcinoma. *Cancer Res*. **63:** 2033-2036.

KIMBER R J, RUZAKI Z& BLUNDEN RW (1983) Iron deficiency and iron overload: serum ferritin and serum iron in clinical medicine. *Patologia* **15**:497-503.

KIRBY BURFORD DCM & AUSTOKER J (2008) Prostate Cancer Risk Management Programme information for Primary Care; PSA testing for asymptomatic men. NHS cancer Screening Programmes: Shefield.

KIRBY RS, LOWE D, BULTITUDE MI & SHUTTLEWORTH KE (1982) Intraprostatic urinary reflux: an aetiological fator in bacterial prostatitis. *Br J Urol* **54**: 729- 731.

KIRSH VA, HAYES RB, MYNE ST,CHATERJEEN, SUBAR AF,DIXON LB, ALBANES D, ANDRIOLE GL,URBAN DA,PETERS U (2006) Supplementary and dietary vitamin E, beta-carotene and vitamin C intake and prostate cancer risk. *J Natl Cancer Inst*. **98** (4): 245-254.

KIRSH VA, PETERS U, MAYNE ST, SUBAR AF, CHARTTERJEE N, JOHNSON CC & HAYNES RB (2007) Prospective study of fruit and vegetable intake and risk of prostate cancer. *J Natl Cancer Inst*. **99** (15): 1200-1209.

KLUFIO GO (2004) A review of genitourinary cancers at the Korle-Bu Teaching Hospital Accra, Ghana. *West Africa J Med* **23** (4): 131-134.

KOBAYASHI N, LEUNG P & HONG J (2004) Efeito inibidor do óleo de peixe da dieta (ácidos gordos ómega 3) na progressão do cancro da próstata humano em ratos com imunodeficiência combinada grave. AACR Frontiers in Cancer Prevention Terceira Reunião Anual, Seatle, WA 16-20 de outubro

KOLONEL LN, NOMURA AM & HINDS MW (1983) Role of diet in cancer incidence in Hawaii.*Cancer Res*. **43**: 2397s-2402s.

KOLONEL LN, YOSHIZAWA CN & HANKIN JH (1988) Diet and prostatic cancer: A case-control study in Hawaii. *Am J Epidemiol*.**127**: 999-1012.

KRAMER G, MITTEREGGER D & MARBERGER M (2007) Será a hiperplasia benigna da próstata (HBP) uma doença imuno-inflamatória? *Eur Urol* **51**: 1202-1216.

KRIEGER JN, NYBERG LJR, & NICKEL JC (1999) NIH consensus definition and classification of prostatitis.*Jama* **282**: 236-237.

KUEFER R, VARMBALLY S, ZHOU M, LUCAS PC, LOEFLER M, WALTER H, MATTFELDT T, HAUTMANN RE, GSCHWEND JE, BARRETTE TR, DUNN RL, CHINNAIYAN AM & RUBIN MA (2002) Alpha-methylacyl-CoA racemase: expression levels of this novel cancer biomarker depend on tumor differentiation. *Am J Pathol* **161**: 841-848.

KUMAR-SINHA C, SHAH RB, LAXMAN B, TOMLINS SA, HARWOOD J, SCHMITZ W, CONZELMANN E, SANDA MG, WEI JT, RUBIN MA & CHINNAIYAN AM.(2004) Elevated a-Methylacyl-CoA Racemase Enzymatic Activity in Prostate Cancer. *Am J Pathol* **164**: 787-793.

KUMAR P, KAPOOR S & NARGUND V. (2006) Haematospermia - uma revisão sistémica. *Ann R Coll Surg Engl*; 88: 339-342

KUPER H, ADANI HO & TRICHOPOULOS D (2000) Infections as a major preventable cause of human cancer. *J Intern Med.* **248**: 171-183.

KUVIBIDILA SR, GAUTHIER T & RAYFORD W.(2004) Serum ferritin levels and transferrin saturation in men with prostate cancer. *J Natl Med Assoc.* **96** (5): 641649.

KWONG SL, PERKINS CI & MORRIS CR (2000) Cancer in California: 1988-1998. Departamento de Serviços de Saúde de Sacramento (Califórnia), Secção de Vigilância do Cancro;

KYPRIANOU N, HUANCHENG T & JACOBS SC (1996) Actividades apoptóticas versus actividades proliferativas na hiperplasia benigna da próstata humana. *Hum Pathol* **27**:668 - 675.

LA VACCHIA C, NEGRI E & D'AVANZO B. (1991) Dairy products and the risk of prostatic cancer. *Oncologia* **48**:406-410.

LABBÉ D, VASSAULT A, CHERRUAU B, BALTASSAT P, BONÈTE R, CARROGER G, COSTANTINI A, GUÉRIN S, HOUOT O, LACOUR B, NICOLAS A, THIOULOUSE E & TRÉPO D. (1996) Method selected for the determination of creatinine in plasma or serum. Escolha das condições óptimas de medição. *Ann Biol Clin* **54:** 285-298.

LE MARCHAND L, KOLONEL LN & WILKENS LR (1994) Consumo de gordura animal e cancro da próstata: Um estudo prospetivo no Havai. *Epidemiology* **5**; 276-282.

LEE MM, WANG R-T & HSING AW (1998) Case-control study of diet and prostate cancer in China. *Cancer Causes Control* **9**: 545-552.

LEE SC, CHAN WK, LEE TW, LAM WH, WANG X, CHAN THAND WONG YC (2008) Efeito de um pró-fármaco do polifenol do chá verde (-)- epigalocatequina-3-galato no crescimento do cancro da próstata independente de androgénios in vivo. *Nutr Cancer* **60**(4): 483-491

LEHRER S, DIAMOND EJ, MAMKINE B, DROLLER MJ, STONE NN, STOCK RG (2005) A proteína C-reactiva está significativamente associada ao antigénio específico da próstata e à doença metastática no cancro da próstata. *BJU Int.* **95**(7): 961-962

LESKO SM, ROSENBERG L & SHAPIRO S (1996) Family history and prostate cancer risk. *AM J Epidemiol* 144:1041-1047.

LEVIN ALBERT M, ZUHLKE KIMBERLEY A, RAY ANNA M, COONEY KATHLEEN A & DOUGLAS JULIE A (2007) Sequence variation in a- methylacyl-CoA racemase and risk fator of early -onset and familial prostate cancer. *Prostate* **67**: 1507-1513.

LIAO S, UMEKITA Y, GUO J, KOKONTIS JM & HIPAKKA RA (1995) Inibição do crescimento e regressão de tumores humanos da próstata e da mama em ratos atímicos pela epigalocatequina do chá. *Cancer Lett* **90** (2) 239-243.

LI H, KANTOFF PW, & GIOVANNUCI (2005) Manganese superoxide dismutase polymorphism, prediagnostic antioxidant status and risk of clinical significant prostate cancer. *Cancer Res.* **65**:2498-2504.

LIANG JY, LIU YY & ZOU J (1999) Inhibitory effect of zinc on human prostatic carcinoma cell growth. *Prostate* **40**:200-207.

LIPSCHITZ, DA, COOK, JD & FINCH CA (1974) A clinical evaluation of serum ferritin as an index of iron stores. *N Engl J Med.* **290** (22): 1213-1216

LITTMAN J ALYSON, WHITE EMILY, AND KRISTAL R ALAN (2007) Anthropometrics and prostate cancer.*Am J Epidemiol.***165**:1271-1279.

LLOYD MD, BOARDMAN KDE, SMITH A,VAN DEN BRINK D M, WANDERS R J A & THREADGILL M D (2007) Characterisation of recombinant human fatty aldehyde dehydrogenase: implications for Sjogren-Larsson syndrome. *J Enzyme Inhib Med Chem* **22**: 584- 590.

LLOYD MD, DARLEY DJ, WIERZBICKI AS & THREADGILL MD (2008) α-Metilacil-CoA racemase - uma enzima metabólica obscura assume um papel central. *FEBS Journal* **275**: 1089-1102.

LOOKER AC, DALLMAN PR & CARROLL MD (1997) Prevalence of iron deficiency in the United States. *JAMA* **277**:973-976.

LU Y (2001) Viral based gene therapy for prostate cancer. *Curr Gene The* **1**:183-200.

LUO J, ZHA S & GAGE WR (2002) Alpha-methylacyl-CoA racemase: um novo marcador molecular para o cancro da próstata. *Cancer Res* **62**: 2220-2226.

MA Z, TSUCHIYA N, YUASA T, INUOE T, KAMUZAWA T, NARITA S, HORIKAWA Y,TSURUTA H, OBARA T, SAITO M, SATOH S, OGAWA O & HABUCHI T(2008) Polimorfismos do recetor 4 do fator de crescimento dos fibroblastos estão associados ao desenvolvimento de cancro da próstata e hiperplasia benigna da próstata e à progressão do cancro da próstata numa população japonesa. *Int J Cancer*: **123** (11): 2574-2579.

MACINNS RJ & ENGLISH D R (2006) Body size and composition and prostate cancer risk: systematic review and meta-regression analysis. *Cancer Causes Control* **17**: 989-1003.

MANGAR SA, HUDDART CC, DEARMALEY DP, PARKER DP, KHOO VS, & HORWICH A (2005) Technological advances in radiotherapy for the treatment of localized prostate cancer. *Eur J Cancer* **42**(6):908-921.

MARCUS AJ, ZUCKER-FRANKLIN D. 1965. Human Platelet Lipids and their Relationship to Blood Coagulation. J Am Oil Chem Soc. 42:500-4.

MARQUETTE CM, KOOMIN LM, ANTARSH L, GARGUILLO P M & SMITH J C (1996) Vasectomy in the United States, 1991. *Am J Public Health* **85**: 644-649.

MCNEAL JE & BOSTWICK DG (1986) Intraductal dysplasia: A premalignant lesion of the prostate. *Hum. Pathol.***17**: 64-71.

MCNEAL JE (1969) Origin and development of carcinoma in the prostate. *Cancro* **23**: 24-34.

MCNEAL JE (1988) Normal histology of the prostate.*Am. J Surg. Pathol.***12**: 619-633.

MCTIERNAN A, TWOROGER SS & ULRICH CM (2004) Effect of exercise on serum estrogens in post-menopausal women: a 12-month randomized clinical trial. Cancer Epidemiol Biomarkers Prev. *Cancer Res.* **64**:2923-2928.

MCTIERNAN A, TWOROGER SS& RAJAN KB (2004) Effect of exercise on serum androgens in post-menopausal women: a 12-month randomized clinical trial. *Cancer Epidemiol Biomarkers Prev.***13**: 1099-1105.

MCTIERNAN A, ULRICH C, SLATE S & POTTER J (1998) Physical and cancer etiology: associations and mechanisms. *Cancer Causes Control* **9**: 487-509.

MEARES E M, JR (1997) Prostatitis and related disorders, p 615-630. . In: Campbell's Urology (Walsh PC, Retik AB, Vaughan Jnr ED e Wien AJ. eds), p615-630. The WB Saunders Co., Philadelphia, Pa.

MELIA J & MOSS S (2004) Rates of prostate-specific antigen testing in general practice in England and Wales in asymptomatic and symptomatic patients: a cross-sectional study. *B J U Int* **94** (1): 51-56.

JAMES M (2006) Prostate cancer (early).*Clin Evid* **10**: 1805-1826.

MERSEBURGER AS, CONNELLY RR, SUN L, RICHTER E & MOUL JW (2001) Use of serum creatinine to predict pathologic stage and recurrence among radical prostatectomy patients. *Urology* **58** (5): 729-734.

METLIN C, SELENSKAS S & NATARAJAN N S (1989) Beta-caroteno e gorduras animais e a sua relação com o risco de cancro da próstata: A case-control study. *Cancro* **64**: 605612.

MICHALAKI V, SYRIGOS K, CHARLES P & WAXMAN J (2004) Serum levels of IL-6 and TNF-α correlate with clinicopathological features and patient survival in patients with prostate cancer. *British J Cancer* **90**: 2312-2316.

MICHAUD DS, DAUGHERTY SE, BERNDT SI, PLATZ EA, YEAGER M, CRAWFORD ED, HSING A, HUANG WY & HAYES R(2006) Genetic Polymorphisms of Interleukin-1B (IL-1B), IL6, IL8, and IL10 and risk of prostate cancer. *Cancer Res* **66:** (8) 4525-4530.

MIZOKAMI A, GOTOH A, YAMADA H, KELLER ET & MATSUMOTO T (2000) Tumor necrosis fator-alpha represses androgen sensitivity in the LNCap prostate cancer cell line. *J Urol* **164**:800-805.

MOBLEY JA, LEAV I, ZIELIE P,WORKOWITZ C, EVANS J, LAM WY, L'ESPERANCE BS, JIANG Z & HO S (2003) Branched fatty acids in dairy and beef products markedly enhance a-methyl -CoA racemase expression in prostate cancer cells *in vitroCancer Epidemiol Biomarkers* **Prev12**:775-783.

MOHAN RR, KHAN SG, AGARWAL R & MUKHTAR H (1995) A testosterona induz a atividade da ornitina dcarboxilase (ODC) e a expressão do ARNm na linha celular do carcinoma da próstata humano LNCAP: inibição pelo chá verde. *Proc Annu Meet Am Assoc Cancer Res.***36:** A1633.

MOUL JW, BANEZ LL, & FREDLAND SJ, (2007) Rising PSA in nonmetastatic prostate cancer. *Oncolgy (Williston Park).***21**: 1436-1445.

MUBIRU JN, SHEN-ONG GL, VALENTE AJ & TROYER DA (2004) Alternative spliced variants of the a methylacyl-CoA racemase gene and their expression in prostate cancer. *Gene 327:* 89-98.

MUBIRU JN, VALENTE AJ & TROYER DA (2005) Uma variante do gene da a-metilacil-CoA racemase criada por uma deleção no exão 5 e a sua expressão no cancro da próstata. *Prostate 65*: 117-123.

MUENCHEN HJ, LIN DL, WALSH MA, KELLER ET & PIENTA KJ (2000) Apoptose induzida pelo fator de necrose tumoral-alfa em células de cancro da próstata através da inibição do fator nuclear-kappaB por um "super-repressor" IkappaBalpha.*Clin Cancer Res 6*:1969-1977.

NABER K G, BERGMAN B, BISHOP MC, BJERKLUND-JOHANSEN TE, BOTTO H & LOBEL B (2001) EAU guidelines for the management of urinary and male genital tract infections. Grupo de Trabalho sobre Infeção do Trato Urinário do Gabinete de Cuidados de Saúde (HCO) da Associação Europeia de Urologia (EAU). *Eur Urol 40*: 576588.

NAGLE RB, BRAWER MK, KITTELSON J & Clark V (1991) Phenotypic relationships of prostatic intraepithelial neoplasia to invasive prostatic carcinoma. *Am.J Pathol.138*: 119-128.

NAKASHIMA J, TACHIBANA M, UENO M, MIYAJIMA A, BAB S & MURAI M (1998) Associação entre o fator de necrose tumoral no soro e a caquexia em doentes com cancro da próstata. *Clin Cancer Res 4*: 1743-1748.

NELSON J E & HARRIS RE (2000) Inverse association of prostate cancer and nosteroidal anti-inflammatory drugs (NSAIDS): results of a case-controlled study. *Oncol Rep7*: 169-170.

NGO TH, BARNARD RJ & COHEN P (2003) Effect of isocaloric low-fat diet on human LAPC-4 prostate cancer xenografts in severe combined immunodeficient mice and the insulin-like growth fator axis. *Clin Cancer Res. 9*: 2734-2743.

NICKEL JC, ROEHRBORN CG O'LEARY MP,BOTSWICK DG,SOMERVILLE MC,& RITTMASTER RS (2008) A relação entre a inflamação da próstata e os sintomas do trato urinário inferior: Exame dos dados de base do ensaio REDUCE. *Eur Urol 54*: 1379-1384.

NIH CONCENSUS DEVELOPMENT PANEL ON PHYSICAL ACTIVITY AND CARDIOVASCULAR HEALTH (1996) Physical activity and cardiovascular health. *JAMA 276*: 241-246.

NILSSON S, NORLEN BJ & WIDMARK A (2004) A systematic overview of radiation therapy effects in prostate cancer. *Ata Oncol 43*:316-381.

NOMURA A, CHOU PH & STERMMERMANN GN (1992) Association of serum ferritin levels with risk of stomach cancer. *Cancer Epidemiol Biomarkers Prev* 1: 547-550.

NORRISH AE, SKEAFF CM & ARRIBAS GL & (1999) Prostate cancer risk and consumption of fish oils: A dietary biomarker-based case-control study. *Br J Cancer* 81: 1238-1242.

O'BYRNE K J & DALGLEISH AG (2001) Chronic immune activation and inflammation as the cause of malignancy. *Br J Cancer* 85: 475-483.

ODEDINA FT, OGUNBIYI F & UKOLI F (2006) Carga do cancro da próstata nos afro-americanos:

Poderá a sua origem ser atribuída a parentes africanos ancestrais? *J Natl Med Assoc* **98** (4): 539-543.

ODEDINA FOLAKEMI T, AKINREMI TITILOLA O, CHINEGWUNDOH FRANK, ROBERTS ROBIN, REAMS RENEE DAOHAI YU R, FREEDMAN MATTHEW L, RIVERS BRIAN, GREEN B LEE & KUMAR NAGI (2009) Prostate cancer disparities in Black men of African descent: a comparative literature review of prostate cancer burden among Black men in United States, Caribbean, United Kingdom and West Africa. Agentes infecciosos e cancro. Infectious *Agents and Cancer* **4** (Suppl 1):S2 doi:10. 1186/1750-9378-4-S1-S2.

OMENN G (1996) Micronutrients (vitamins and minerals) as cancer-preventive agents. *IARC Sci Publ.***139**: 33-45.

PALUMBO JS, DEGEN JL. 2001 Fibrinogénio e metástases de células tumorais. Haemostasis; 31 Suppl 1:11-5.

PARK SY, MURPHY SP, WILKENS LR, HENDERSON BE AND KOLONEL LN(2007) Fat and meat intake and prostate cancer risk: the multiethnic cohort study. *Int J Cancer* **121**: 1339-1345.

PARKER SL, TONG T & BOLDEN S (1997) Cancer statistics1997. *CA Cancer J Clin* **47**: 5-27.

PATEL AV,RODRIGUEZ C & BERNSTEIN L (2005) Obesity, recreational physical activity and risk of pancreatic cancer in a large US cohort. *Cancer Epidemiol Biomarkers Prev.* **14;** 459-466.

PATEL M, CALLEL EE & BERNSTEIN L (2003) Recreational physical activity and risk of post-menopausal breast cancer in a large cohort of US women. *Cancer Causes Control.* **14**: 519-529.

PATEL M, DECONCINI D & LOPEZ-CORONA E (2002) An analysis of deferred therapy for patients with localized prostate cancer. Programa e resumos da 97th Reunião Anual da Associação Americana de Urologia; 25-30 de maio, Orlando, Florida. Resumo LB18.

PATEL P, ASHDOWN D & JAMES N, (2004) Is gene therapy the answer for prostate cancer?*Prostate cancer and Prostatic Diseases.*7**: S14-S19.

PAULSON DF (1985) Management of metastatic prostate cancer. *Urology* .**25** (suppl): 49-52

PEEHL DM, SKOWRONSKI RJ, LEUNG GK, WONG ST, STAMEY TA & FELDMAN D (1994) Antiproliferative effects of 1,25-dihydroxyvitamin D3 on primary cultures of human prostatic cells. *Cancer res* **54**: 805-810.

PELUCCHI CLAUDIO, GALEONE CARLOTTA,TALAMINI RENATO,NEGRI EVA, PARPINEL MARIA, FRANCHESCI SILVIA MONTELLA MAURIZIO E LA VECCHIA CARLO (2005) Dietary folate and risk of prostate cancer in Italy. *Cancer Epidemiology, Biomarkers & Prevention.* **14**(4): 944-948.

PERAMBAKAN SUPRIYA M, SRIVASTAVA RICHA & PEACE DAVID P (2005) Distinct cytokine patterns exist in peripheral blood mononuclear cell cultures of patients with prostate cancer. *Clinical Immunology* **117**: 94-99.

PERSEC Z, PERSEC J, SOVIC T, BOSNAR HERAK M & HRGOVIC Z (2010) Metastatic Prostate Cancer in an Asymptomatic Patient with an Initial ProstateSpecific Antigen (PSA) Serum Concentration of 21,380ng/ml. *Onkologie* **33**(3): 110-112.

PETERSON L (1995) Contraceptive use in the United States 1982-1990.*Adv Data* **260**: 1-16

PFITZENMAIER J, VESSELLA R, HIGANO CS, NOTEBOOM JL, WALLACE D JNR & COREY E (2003) Elevação dos níveis de citocinas em doentes caquéticos com carcinoma da próstata. *Cancer* **97**: 1211-1216.

PILEPICH MV, WINTER K, & LAWTON CA (2005) Supressão androgénica adjuvante da radioterapia definitiva no carcinoma da próstata: resultados a longo prazo da fase III RTOG 85-31. *Int. J Radiat Oncol Biol Phys* .**61**: 1285-1290.

PLATZ ELIZABETH A, RIMM ERIC B, WILLET WALTERC, KANTOFF PHILIP W & GIOVANNUCCI E (2000) Racial variation in prostate cancer incidence and in hormonal system markers among male health professionals *J Natl Cancer Inst* **92** (24): 2009-2017.

PLATZ EA, DE MARZO AM & ERLINGER TP (2004) No association between prediagnostic plasma C-reactive protein concentration and subsequent prostate cancer.*Prostate* **59**:393-400.

POLACK MN,SCHEMHAMMER ES& HANKINSON SE (2004) Insulin-like growth fator and neoplasia. *Nat Rev Cancer* **4**: 505-518.

POTTERS I, KLEI EA & KATTAN MW (2004) Monoterapia para o cancro da próstata em estádio T1-T2: *Radiother Oncol* **71**: 29-33.

POUND C R, PARTIN AW & STADFORD J L (1999) Natural history of progression after PSA elevation following radical prostatectomy. *JAMA* **277**: 1591-1597.

POWELL I, BIANCO F & DEY J (2002) Race/Ethnicity as an independent predictor of prostate cancer outcome is conditional. Programa e resumos do 97th Annual

Reunião da Associação Americana de Urologia; 25 a 30 de maio, Orlando, Florida. Resumo 287

POWELL L & HALLIDAY JW (1990) Serum ferritin levels and hepatocellular carcinoma: the cart or the horse? *Hepatologia* **11**:706-707.

PRINS RC, RADENMACHER BL, MONGOUE-TCHOKOTE S, ALUMKAL JJ, GRAF JN, EILERS KM & BEER TM (2010) A proteína C-reactiva como marcador de prognóstico adverso para homens com cancro da próstata resistente à castração (CRPC): Resultados confirmatórios.*Urol Oncol.* (E pub ahead of print).

PUTMAN SD, CERHAN JR & PARKER AS (2000) Lifestyle and anthropometric risk factors for prostate cancer in a cohort of Iowa men.*Ann Epidemiol* **10**: 361-369.

QIAN J, BOSTWICK DG, TAKAHASHI S, BORELL T J, HERATH J F, LIEBER MM, & JENKINS RB (1995) Chromosomal anomalies in prostatic intraepithelial neoplasia and carcinoma detected by fluorescence in situ hybridization. *Cancer Res.* **55**: 5408-5414.

RAMON JM, BOU R & ROMEA S (2000) Dietary fat intake and prostate cancer risk: Um estudo de caso-controlo em Espanha. *Cancer Causes Control* **11**: 679-685.

RAO RK (2002) Prostate cancer.*Trop Doct* **32**: 155-157.

RIBEIRO M, RUFF P & FALKSON G (1997) Low serum testosterone and a younger age predict for a poor outcome in metastatic prostate cancer. *Am J Clin Oncol* **20**: 605-8

ROACH MI, BAE K & SPEIGHT J (2008) Terapia neo-adjuvante de privação de androgénio a curto prazo e radioterapia de feixe externo para o cancro da próstata localmente avançado: resultados a longo prazo do RTOG8610. *J Clin Oncol* **26**: 585-591

ROBERT G, DESCAZEAUD A, NICOLAÏEW N, TERRY S, SIRAB N, VACHEROT F, MAILLÉ P, ALLORY Y, DE LA TAILLE A(2009) Inflammation in benign prostatic hyperplasia: a 282 patients' immunohistochemical analysis. *Prostate* **69**: 1774-1780.

RODRIGUEZ C, TATHAM LM, THUN MJ, CALLE EE & HEATH CW JR (1997) Smoking and fatal prostate cancer in a large cohort of adult men. *Am J Epidemiol.***145**: 466-475.

RODRIGUEZ C, FREEDLAND S J DEKA A, JACOBS EJ, MCCULLOUGH ML, PATEL AV, THUN MJ & CALLE EE (2007) Body mass index, weight change, and risk of prostate cancer in the Cancer Prevention Study II Nutrition Cohort. *Cancer Epidemiol Biomarkers Prev* **16**: 63-69.

ROEHRBORN CG, KAPLAN SA, NOBLE WD, LUCIA MS, SLAWIN KM & MCVARY KT (2005) O impacto da inflamação aguda ou crónica na biópsia de base sobre o risco de progressão clínica do EPB: Resultados do estudo MTOPS. Reunião da AUA.

ROEMELLING S, ROOBOL MJ & POTSMA R Management and survival of screen- detected prostate cancer patients who might have been suitable for active surveillance. *Eur Urol* **50**: 475-482.

ROHRMANN S, PLTTZ EA, KAVANAUGH CJ, THUITA L, HOFFMAN SC & HELZLSOUER KJ (2007) Meat and dairy consumption and subsequent risk of prostate cancer in a US cohort study. *Cancer Causes Control* **18**: 41-50.

ROSE DP & CONNOLLY JM (1991) Effects of fatty acids and eicosanoid synthesis inhibitors on the growth of two human prostate cancer cell lines. *Prostate* **18**: 243254

ROSS R, BERNSTEIN L, JUDD H, HANISCH R, PIKE M & HENDERSON B (1986) Serum testosterone levels in healthy young black and white men *J Natl Cancer Inst* **76**: 45-48.

ROSS RK (1987) Case-control studies of prostate cancer in blacks and whites in southern California. *J National Cancer Inst* **87**: 869-874.

ROSS RK, BERSTEIN L, LOBO RA, SHIMIZU H, STANCZYKF Z & PIKE MC (1992) 5-Alpha reductase activity and risk of prostate cancer among Japanese and US white and black men. *Lancet* **339**: 887-889.

ROSS RK, SCHIMIZU H, PAGANINI-HILL A, HONDA G & HENDERSON BE(1987) Case-control studies of prostate in Blacks and Whites in Southern California. *J Natl. Cancer Inst.***78**: 869-874.

ROWLEY KH & MASON MD (1997) The aetiology and pathogenesis of prostate cancer (A etiologia e a patogénese do cancro da próstata). *Clin Oncol R Coll Radiol* **9**: 213-218.

RUBIN MA, ZHOU M & DHANASEKARAN SM (2002) Alpha-methylacyl coenzyme A racemase as a tissue biomarker for prostate cancer. *JAMA* **287**: 1662-1670.

RUBIN RH, SHAPIRO ED, ANDRIOLE VT, DAVIS RJ & STAMM WE (1992) Evaluation of new anti-infective drugs for treatment of urinary tract infection. Infectious Diseases Society of America and the Food and Drugs Administration.*Clin Infect Dis*. **15** (Suppl 1): S216-227.

RUBINOWICZ DM, SOLOWAY MS, LIEF M & CIVANTOS F. (2000) Hemospermia e tumor expresso na uretra: uma apresentação invulgar de carcinoma ductal da próstata. *J Urol* **163** (3): 915.

KILIÇ S, GÜNTEKÎN E, DANIŞMAN A, KUKUL E, SÜLEYMANLAR I & SEVÜK M.(1998) Serum free and total prostate-specific antigen levels in patients with liver disease. *Urology* **52** (5): 825-827.

SAKR WA (1996) Age and racial distribution of prostatic intraepithelial neoplasia.*Eur Urol* **30** (2): 138-144.

SAKR WA, HASS GP, CASSIN BF, PONTES JE & CRISSMAN JD(1993) The frequency of carcinoma and intraepithelial neoplasia of the prostate in young male patients. *J Urol* **150**: 379-385.

SAKR WA, MACOSKA JA, BENSON P, GRIGNON DJ,WOLMAN SR, PONTES JE & CRISSMAN JD (1994) Allelic loss in locally metastatic, multisampled prostate cancer. *Cancer Res*. **54**: 3273-3277.

SAMADI DAVID B (2010) Prostate Cancer Core Facts: http://www.marketwire.com/mw/rel_us_print.jsp?id=1126236&lang=E1.

SANCHEZ-CHAPADO M, OLMEDILLA G & CABEZZA M (2003) Prevalência de cancro da próstata e neoplasia intra-epitelial prostática em homens caucasianos mediterrânicos: um estudo de autópsia. *Prostate* **3**: 238-247.

SANDHU DP, MAYOR PE, SAMBROOK PA & GEORGE NJ (1992) Outcome and prognostic factors in patients with advanced prostate cancer and obstructive uropathy. *Br J Urol* **70**: 412-416.

SANGUINETI G, AGOSTINELLI S & FOPPIANO F (2002) Adjuvant androgen deprivation impacts late rectal toxicity after conformal radiotherapy of prostate carcinoma. *Br J Cancer* **86**: 1843-1847.

SCHACTER E & WEITMAN SA (2002) Chronic inflammation and cancer (Inflamação crónica e cancro). *Oncologia (Huntingt)* **16**: 217-226.

SCHMITZ W, FINGERHUT R & CONZELMANN E (1994) Purificação e propriedades de uma alfa-metilacil-CoA racemase de fígado de rato. *Eur J Biochem* **222:** 313-323.

SCHULTHEISS TE, LEE WR & HUNT MA (1997) Late GI and GU complications in the treatment of prostate cancer.*Int J Radiat Oncol Biol Phys* **37**: 3-11.

SCHUUMANN AG VAN DEN BRANDT PA & DORANT E (1999) Animal products, calcium and protein and prostate cancer risk in the Netherlands Cohort Study. *Br J Cancer* **80**: 1107-1113.

SEVERSON RK, NOMURA AMY & GROVE JS (1989) A prospective study of demographics, diet and prostate cancer among men of Japanese ancestry in Hawaii.*Cancer Res.* **49**: 1857-1860.

SHANKAR A, WANG JJ, ROCHTCHINA E, YU MC, KEFFORD R & MITCHELL P. (2006) Association between circulating white blood cell count and cancer mortality: a population-based cohort study. *Arch Intern Med.***166**: 188-194.

SHENNAN DH & BISHOP OS (1974) Diet and the mortality from malignant disease in 32 countries. *West Indian Med J* **23**: 44-53.

SHIMIZU H, ROSS R & BERNSTEIN I (1991) Cancros da próstata e da mama entre imigrantes japoneses e brancos no condado de Los Angeles.*Br J Cancer* **63:** 963-966.

SILVERBERG E & LUBERA J A (1989) Cancer statistics.*CA Cancer J Clin.* **39** (3): 320.

ZHENG SL, CHANG BL, FAITH DA, JOHNSON JR, ISAACS SD, HAWKINS GA, TURNER A, WILEY KE, BLEECKER ER, WALSH PC, MEYERS DA, ISAACS

WB & XU J.(2002) Sequence variants of α-methylacyl-CoA Racemase are associated with prostate cancer risk. *Cancer Res.* **62**: 6485-6488.

SLAGER SL, ZARFAS KE, BROWN WM, LANGE EM, MCDONNELL SK, WOJNO KJ & COONEY KA (2006) Genome-wide linkage scan for prostate cancer aggressiveness loci using families from the University of Michigan Prostate Cancer Genetics Projects. *Prostate* **66** (2): 173-179.

SMITH JC, BENNETT S & EVANS LM (2001) The effects on induced hypogonadism on arterial stiffness, body composition and metabolic parameters in males with prostate cancer.*J Clin Endocrinol Metab.***87**: 599-603.

SMITH JR, FREIJE D, CARPTEN JD, GRONBERG H, XU J, ISAACS SD, BROWNSTEIN MJ, BOVA GS, GUO H, BUJNOVSZKY P, NUUSKERN DR, DAMBER JE, BERGH A, EMANUELSSON M, KALLIONEIMI OP, WALKER- DANIELS J, BAILEY-WILSON JE, BEATY TH, MEYERS D A, WALSH PC, COLLINS FS, TRENT J M & ISSACS WB (1996) Major susceptibility locus for prostate cancer on chromosome 1 suggested by a genome-wide search. *Science* **274** (5291):1371-1374.

SMITH MR (2004) Changes in fat and lean body mass during androgen-deprived therapy for prostate cancer. *Urology.***63**: 742-745.

SMITH MR, FINKELSTEIN JS & MCGONERN FJ (2002) Changes in body composition during androgen deprivation therapy for prostate cancer. *J Clin Endocrinol Metab.* **87**: 599-603.

SPELL DW, JONES DV JNR, HARPER WF *et al* (2004) The value of a complete blood count in predicting cancer of the colon. *Cancer Detect Prev* **28** (1): 37-42

STAMEY T (1980) Pathogenesis and treatment of urinary tract infections, p342-429. The Williams & Wilkins Co., Baltimore, Md.

STANFORD JL, WICKLUND KG, MCKNIGHT B, DALING JR & BRAWER MK.(1999) Vasectomy and risk of prostate cancer. *Cancer Epidemiol Biomarkers Prev* **8**: 881-886.

STEINBERG GD, CARTER SS, BEATY TH, CHILDS B & WALSH P C (1990) Family history and the risk of prostate cancer. *Prostate* **17**: 337-347.

STEINECK G, HELGENSEN F & ADOLFSSON J (2002) Quality of life after radical prostatectomy or watchful waiting. *N Engl J Med* **347**: 790-796.

STEINER MS, GINGRICH JR & CHAUHAN RD (2002) Prostate cancer gene therapy. *Surg Oncol Clin Am* **11**: 607-620.

STEVENS RG, JONES DY, MICOZZI MS, *et al.* (1988) Body iron stores and the risk of cancer. *N England J Med.* **319**: 1047-1052

STUDER UE, WHELAN P & ALBRECHT W (2006) Immediate or deferred androgen deprivation for patients with prostate cancer not suitable for local treatment with curative intent: European Organisation for research and Treatment of Cancer (EORTC) Trial 30891. *J Clin Oncol.* **24**: 1868-1876.

SUBRAMANIAM M. (1996) Defects in haemostasis in P-selectin-deficient mice. *Sangue* **94**: 3829-38

SUNG J, LIN R, PU Y-S, CHEN Y-C, CHANG HC & LAI M-K (1999) Risk Factors for prostate Cancer in Taiwan.*Cancer* **86**: 477-483.

SUNNY L (2005) Será que o viés de informação duplicou o risco de cancro da próstata em homens vasectomizados em Mumbai, na Índia? *Asian Pac J Cancer Prev.* **6** (3): 320-325.

TAICHMAN RS, LOBERG RD, MEHRA R & PIENTA K J (2007) The evolving biology and treatment of prostate cancer (A evolução da biologia e do tratamento do cancro da próstata). *J Clin Invest* **117**: 2351-2359.

TALAMINI R, FRANCESCHI S & LA VECCHIA C (1992) Diet and prostatic cancer: Um estudo de caso-controlo no Norte de Itália. *Nutr Cancer* **18**: 277-286.

TERRY P, LICHTENSTEIN P & FEYCHTING M (2001) Fatty fish consumption and risk of prostate cancer. *Lancet* **357**: 1764-1766.

TERRY PD, ROHAN TE & WOLK A (2003) Intake of fish and marine fatty acids and the risks of cancers of the breast and prostate and other hormone-related cancers: A review of the epidemiologic evidence. *Am J Clin Nutr* **77**: 532-534.

THOMPSON I, THRASHER JB & AUS G (2007) Guideline for the management of clinically localized prostate cancer: 2007 update. *J Urol* **177**: 2106-2131.

THOMPSON IM, COLTMAN CA & CROWLEY J (1997) Chemoprevention of prostate cancer: the prostate cancer prevention trial. *The* **Prostate33**: 217-221.

THORNBURG T, TURNER AR, CHEN Y Q, VITOLINS M, CHANG B & XU J (2006) Phytanic acid , AMACR and prostate cancer risk *Future* **Oncol2**: 213-223.

TJANDRAWINATA RR & HUGHES-FULFORD M (1997) Up-regulation of cyclooxygenase-2 by product-prostaglandin E2.*Adv Exp Med Biol.* **407**: 163-170

TURRINI A, LECLERCQ C & D'AMICIS A (1999) Pattern of food and nutrients intake in Italy and their application to the development of food-based dietary guidelines.*Br J Nutr.* **81**:S83-9.

TZONOU A, SIGNORELLO LB & LAGIOP (1999) Diet and the cancer of the prostate: Um estudo de caso-controlo na Grécia. *Int J Cancer* **80**: 591-597.

UNDERWOOD W, DEMONNER S, & FARGELIN A (2002) Decreasing racial disparity in the use of active therapy for localized prostate cancer between 1992 and 1998. Programa e resumos da 97th Reunião Anual da Associação Americana de Urologia; 25-30 de maio em Orlando, Florida. Resumo 282.

VAINIO H, & BIANCHINI F (2002) Weight control and physical activity, vol 6. Lyon, França: International Agency for Research Cancer Press.

VANKATARAMAN S, JIANG X & WEYDERT C (2005) A sobreexpressão da superóxido dismutase de manganês inibe o crescimento de células de cancro da próstata independentes de androgénios. *Oncogene* **24**: 77-89.

VANKATARAMAN S, WAGNER BA & JIANG X (2004) A sobreexpressão da superóxido dismutase de manganês promove a sobrevivência de células de cancro da próstata expostas a hipertermia. *Free Radic Res* **38:** 1119-1132.

VEIEROD MB, LAAKE P, THELLE DS (1997) Dietary fat intake and risk of prostate cancer: a prospective study of 25708 Norwegian men. *Int J Cancer* **73**: 634-638.

VESALAINEN S, LIPPONEN P, TALJA M & SYRJANEN K (1995).Parâmetros bioquímicos como factores de prognóstico no adenocarcinoma da próstata.*Ata Oncol* **34**: 5359.

VILLENEUVE PJ, JOHNSON KC & KREIGER N(1999) Risk factors for prostate cancer; Results from the Canadian National Enhanced Cancer Surveillance System- The Canadian Cancer Registries Epidemiology Research Group. *Cancer Causes Control.***10**: 355-367.

VLAJINAC HD, MARINKOVIC JM, IIIC MD & KOCEV NI (1997) Diet and prostate cancer: a case-control study. *Eur J Cancer* **33**: 101-107.

VOCKE CD, POZATTI RO, BOSTWICK DG, FLORENCE CD, JENNINGS SB, STRUP SE, DURAY PH, LIOTTA LA, EMMERT-BUCK MR, & LINEHAN WM (1996) Analysis of 99 microdissected prostate carcinomas reveals a high frequency of allelic loss on chromosome 8p12-21. *Cancer Res.* **56:** 2411-2416.

WALKER AP & SEGAL I (1999) Iron overload in Sub-Sahara Africa: to what extent is it a public health problem? *Br J Nutr* **81**: 427-434.

WALSH PC (1992) Benign Hyperplasia In: Walsh PC et al editores. Campbell's Urology 6th ed. Philadelphia: WB Saunders; p 1009-1027.

WANDERS RJ, VREKEN P, FERDINANDEUSSE S, JANSEN G A, WATERHAM H R, VAN ROERMUND C W & VAN GRUNSVEN EG (2001) Peroxisomal fatty acid alpha- and beta-oxidation in humans: Enzymology, peroxisomal metabolite transporters and peroxisomal diseases. *Biochemical Soc Trans* **29** (Pt 2): 250-267.

WANDERS RJ, JACOBS C & SKJEDAL OH (2001) The Metabolic and Molecular Basis of Inherited Disease. Londres McGraw Hill pp 3303-3321.

WANG D, MANN JR, & DUBOIS RN (2005) The role of prostaglandins and other eicosanoids in the gastrointestinal tract. *Gastroenterology* **128**: 1445-1461.

WANG H, WALLNER K & SUTLIEF S(1990) Transperineal brachytherapy I patients with large prostate glands. *Int J Cancer* **90**: 199-205.

WANG MC, VALENZUELA LA & MURPHY GP (1979) Purificação do antigénio específico da próstata humana. *Invest Urol* **17**: 159-163.

WANG MC, VALENZUELA LA & MURPHY GP (1982) A simplified purification procedure for human prostate antigen. *Oncologia* **39**: 1-5.

WATTERS JL, GAIL MH, WEINSTEIN SJ, VIRTAMO J & ALBANES D(2009) Associations between alpha-tocopherol, beta-carotene, and retinol and prostate cancer survival. *Cancer Res.* **69** (9): 3833-3841.

WEATHER PR, BURKITT HG & DANIELS VG (1990) Male reproductive system. In: Functional Histology, pp277. 2nd edn. Churchill Livingstone. REINO UNIDO

WEINSTEIN SJ, MACKRAIN K, STOLZENBERG-SOLOMON RZ, SELHUB J, VIRTAMO J & ALBANES D.(2009) Higher creatinine levels linked to increased prostate cancer risk. *Cancer Epidemiol Biomarkers Prev.* **18** (10) 2643-2649

WEST DW, SLATERY ML & ROBINSON LM (1991) Adult dietary intake and prostate cancer risk in Utah: A case-control study with special emphasis on aggressive tumors. *Cancer Causes Control* **2**: 85-94

WHITTEMORE AS, WU AH, KOLONEL LN, JOHN EM, GALLAGHER RP, HOWE GR, WEST DW & THE C-Z STARNEY T (1995) Family history and prostate cancer risk in black, white and Asian men in the United States and Canada. *Am J Epidemiol* **141**: 732-740.

WHITTEMORE AS, WU AH, WEST DW, KOLONEL LN, JOHN EM, GALACHER RP & HOWE GR (1995) Prostate cancer in relation to diet, physical activity and body size in blacks, whites and Asians in the United States and Canada. *J Natl Cancer* **87**: 652-661.

WHITTEMORE AS, KOLONEL LN & WU AH (1995) Prostate cancer in relation to diet, physical activity and body size in blacks, whites and Asians in the United States and Canada. *J Natl Cancer Inst.* **87**: 652-661.

WILLIAMS H & POWELL IJ (2009) Epidemiologia, patologia e genética do cancro da próstata nos afro-americanos em comparação com outras etnias. *Methods in Molecular Biology.***472**: 439-453.

WILT TJ, MACDONALD R & RUTKS I (2008) Revisão sistemática: The comparative effectiveness and harms of treatments for clinically localized prostate cancer. *Ann Intern Med* **148**: 435-448.

WIREDU EK & ARMAH HB (2006) Cancer mortality patterns in Ghana: a 10-year review of autopsies and hospital mortality. *BMC Public Health* **6**: 159.

WISE GJ, MARELLA V K, TALLURI G & SHIRAZIAN D (2000) Cytokine variations in patients with hormone treated prostate cancer. *J Urol* **164**: 722-725.

WOLIN KY & COLDITZ GA (2008) Can weight loss prevent cancer? *Br J Cancer* **99** (7) 995-999.

WOODARD KRISTEN (2003) Smoking and prostate cancer risk (Fumar e risco de cancro da próstata) .http://www.fhcrc.org/about/pubs/center-news/2003/jul17/sart1.html

WOODSON K, TANGREA JA,& LEHMAN TA(2003) Manganese superoxide dismutase (MnSOD) polymorphism, alpha-tocopherol supplementation and prostate cancer risk in the alpha -tocopherol, beta-carotene cancer prevention study (Finland). *Cancer Causes Control* **14**: 513-528.

WU AH, WHITTEMORE A S, KOLONEL L N, JOHN E M, GALLAGHER RP & WEST DW (1995) Serum androgens and sex hormone-binding globulins in

em relação a factores de estilo de vida em homens idosos afro-americanos, brancos e asiáticos nos Estados Unidos e no Canadá. *Cancer Epidemiol Biomarkers Prev* **4**: 735-741.

WURZELMANN JI, SILVER A, SCHREINEMACHERS DM, SANDLER RS & EVERSON RB.(1996) Iron intake and risk of colorectal cancer. *Cancer Epidemiol Biomarkers Prev* **5**: 503-507.

WYNDER EL, HERBERT JR & KABAT GC (1987) Association of dietary fat and lung cancer. *J Natl. Cancer Inst.* **79**: 631-637

XU J, STALK JA & ZHANG X (2000) Identificação de genes diferencialmente expressos no cancro da próstata humano utilizando subtração e microarray. *Cancer Res* **60**: 16771682.

YOSHIDA N, IKEMOTO S, NARITA K, SUGIMURA K, WADA S, YASUMOTO R, KISHIMOTO T, & NAKATANI T (2002) Interleucina-6, fator de necrose tumoral - alfa e interleucina-1 beta em doentes com carcinoma de células renais. *Br J Cancer* **6**:1396-1400.

ZELEFSKY MJ, COWEN D & FUKS Z (1999) Long term tolerance of high dose threedimensional conformal radiotherapy in patients with localized prostate carcinoma. *Cancro* **85**: 2460-2468.

ZHENG JL, AUGUSTSSON-BALTER K & CHANG B (2004) Sequence variants of toll-like recetor 4 are associated with prostate cancer risk: results from the prostate cancer in Sweden study. *Cancer*

Res **64**: 2918-2922.

ZHENG SL, CHANG BL & FAITH DA (2002) Sequence variants of alpha-methylacyl- CoA racemase are associated with prostate cancer risk. *Cancer Res* **62**: 6485-6488.

ZHOU EH, ELLIS RJ, CHERULLO E, COLUSSI V, XU F, CHEN WD, GUPTA S, WHALEN CC, BODNER D, RESNICK MI, RIMM AA & KOROUKIAN SM.(2009) Radioterapia e sobrevivência em doentes com cancro da próstata: A populationbased study. *Prostate* **73**: 15-23.

ZU J, STOLK JA & ZHANG X (2000) Identification of differentially expressed genes in human prostate cancer using subtraction and microarray. *Cancer Res* **60**: 1677-82.

ZUCCOLO L H (2008) Height and prostate cancer risk: a large nested case-control study and meta-analysis. *Cancer Epidemiol Biomarkers Prev* **17**: 2325-2336.

APÊNDICES

APÊNDICE I

PRODUTOS QUÍMICOS, REAGENTES, KITS E EQUIPAMENTO

1. Produtos químicos e reagentes

Ácido etileno diamino tetra acético, pó de agarose, etanol, brometo de etídio, acetato de amónio, Tris amino metano, cloreto de magnésio, proteinase K, tampão Tris acetato EDTA (TAE), *Taq* DNA polimerase com tampão ThermoPol (BioLabs), Go Taq Green Master Mix 2X e Nuclease Free Water, (Promega Corporation, EUA) Os iniciadores de oligonucleótidos foram sintetizados e adquiridos à EUROGENTEC SA, Bélgica

Os iniciadores utilizados no trabalho foram concebidos a partir da região do gene AMACR no cromossoma humano 5 p13 (Zheng *et al.*, 2002):

Nome	Sequência (5'-3')
AMACR-IF	AGGCCCGCAAAAGAGGGAC
AMACR-1R	GAACTTCCCGAGAGCAGC
AMACR-3F	AGcTcAGATTTGGAAAAGTG
AMACR-3R	ccTTGGTAAccTGGcTTG
AMACR- 4F	GGGAGGAATTATTcATGcTTTG
AMACR- 4R	ccccAcATTATATTGATGGc
AMACR-5-1F	TGAGAAGcccTTATAGAAcATc
AMACR-5-1R	TcAGTGTGTTcTccTATGAAAG
AMACR-5-2F	cTGcAccTcTGcTGTTAAAc
AMACR-5-2R	TGGAAGGcAGAATAAcTcc
AMACR-5-3F	GGTTATcATTAGGGcTTTTTG
AMACR-5-3R	GTAGTGAGccAAcAcATTTcc
AMACR-5-4F	cAccTGTATTGAATcAGAATGcc
AMACR-5-4R	cATGccTTTAGGAAGTTGAGTcc

Os trifosfatos de desoxirribonucleótidos dATP, dCTP, dGTP e dTTP foram obtidos da Invitrogen Life Technologies, EUA

Stromatolyser, Cell Clean, Cell Pack e sangue de controlo (QC EIGHTCHECK® -3WP-L) foram obtidos da Sysmex Corporation, Japão.

Azoto líquido obtido da Comissão de Energia Atómica do Gana

A escada de ADN, 1kb, foi obtida da SIGMA

2. Kits

A creatinina (método cinético) foi obtida de BIOLABO REAGENTS, BIOLABO SA 02160, Maizy, França.

A proteína C reactiva (PCR) imunoturbidimétrica (com calibrador) foi obtida da BioMèrieux SA, Lyon, França.

A ferritina (VIDAS^R Ferritin) foi obtida a partir de BioMèrieux SA Lyons, França.

O kit Elisa para o TNF-α humano foi obtido da ABCAM® Co. UK

O QIAamp DNA blood Mini Kit foi obtido na QIAGEN House, Crawley, Reino Unido

3.0 Equipamento

Electrodomésticos	Modelo	Fonte/Fabricante
Leitor ELISA (Human Reader Plus)	3700	Human GmbH, Alemanha
Original Multisckan Ex		TermoElectro
		Empresa
Lavadora de microplacas	PW40	Biorad, França
Espectrofotómetro UV-visível	UV1240	Japão
	Shimadzu	
Espectrofotómetro	Axioma	Alemanha
Analisador hematológico	Sysmex KX 21	Sysmex Corporation, Japão
Mini Vidas	Vidas	França
	Instrumentos	
Micro-ondas	Bosch	
Banho-maria	Subvenção	
Placa de aquecimento/agitador magnético	B212 Bibby	

Microcentrífuga	1120	Kubota-Japão
Vortexer	S-1100	Taiyo
Congelador ultrabaixo	ULT 1740	Revco
Balança de pesagem		Mettler
Unidade de alimentação para eletroforese	MBP 300	Kodak Biomax
Transiluminadores UV	TM-20	UVP Inc, CA, EUA
Medidor de pH	CP-1	
Frigorífico-congelador		Sanyo, Japão
Termociclador		
Eletroforese e DocumentaçãoSistema de análise	DC 290	Kodak
Analisador de sequências automatizado	Perkin Elmer ABI	Applied Biosystems, EUA
Centrifugadora de tipo refrigerante	MP4R	Equipamento internacional Empresa

APÊNDICE II

Princípios subjacentes aos testes e procedimentos

Químicos sanguíneos

Ferritina sérica

Princípio do ensaio

O ensaio combina um método de imunoensaio enzimático em sanduíche de um passo com deteção fluorescente final (ELFA). O recetáculo de fase sólida (SPR) serve como fase sólida e como dispositivo de pipetagem para o ensaio. Os reagentes para o ensaio estão prontos a utilizar e pré-dispensados nas tiras de reagente seladas. Todos os passos do ensaio são efectuados automaticamente pelo instrumento. O meio de reação entra e sai do SPR várias vezes. Durante a fase final de deteção, o substrato (fosfato de 4-metil-umbeliferilo) entra e sai do SPR. A enzima conjugada catalisa a hidrólise do substrato num produto fluorescente (4-metil-umbeliferona), cuja fluorescência é medida a 450 nm. A intensidade da fluorescência é proporcional à concentração de antigénios presentes na amostra. No final do ensaio, os resultados são calculados automaticamente pelo instrumento em relação à curva de calibração armazenada na memória do instrumento.

Creatinina sérica

Princípio do ensaio

Neste método colorimétrico (Fabiny *et al* 1971; Labbe, 1996), a creatinina reage com o picrato alcalino e a reação é medida cinéticamente a 490 nm, sem qualquer etapa de pré-tratamento (reação de Jafffe).

Proteína C-reativa (PCR)

Princípio do ensaio

Trata-se de um ensaio imunoturbidimétrico com reforço de partículas, no qual partículas de látex revestidas com anticorpos anti-PCR humana, acopladas a micropartículas de látex, reagem com antigénios presentes nas amostras. A reação resulta na formação de um complexo antigénio-anticorpo que é medido a 540nm à temperatura ambiente e novamente após incubação a 37°C durante dois minutos contra um branco de água destilada.

Fator de necrose tumoral-α (TNF-α)

Princípio do ensaio de TNF-α

Um anticorpo mononuclear específico para o TNF-α foi pré-revestido nos poços das tiras de microtitulação fornecidas. Durante a primeira fase experimental, o TNF-α presente nas amostras ou nos padrões é incubado com o anticorpo monoclonal conjugado com biotina criado contra o TNF-α. Segue-se uma fase de lavagem, para remover todo o anti-TNF-α biotinilado não ligado, e a adição de estreptavidina-HRP, que liga o anticorpo biotinilado. Depois de incubar e efetuar uma nova etapa de lavagem, é adicionada uma solução de substrato. Isto resulta na formação de um produto colorido, proporcional à quantidade de TNF-α presente na amostra. A reação é terminada com a adição de ácido e a absorvância é medida a 405 nm.

Determinação espectrofotométrica do ADN

Princípio

A absorção ultravioleta pelos nucleótidos fornece uma estimativa exacta da concentração de ácidos nucleicos nas amostras. As purinas e pirimidinas dos ácidos nucleicos apresentam máximos de absorção à volta de 260 nm e são utilizadas para quantificar o ADN. O rácio OD260/OD280 é obtido para avaliar a pureza ou a qualidade da amostra.

Eletroforese em gel de agarose para ADN

Princípio

O ADN é corado com brometo de etídio, um corante fluorescente. O rendimento fluorescente do complexo brometo de etídio: ADN é muito superior ao do corante não ligado. A irradiação UV a 245 nm é absorvida pelo ADN e transmitida ao corante, enquanto o corante não ligado absorve radiação a 302 nm e 366 nm. Esta energia é retransmitida a 590 nm. Os ácidos nucleicos são separados electroforeticamente num gel de agarose.

APÊNDICE III

Formulário de consentimento para participar no estudo do cancro da próstata

Este documento deve ser lido e explicado a todos os doentes com doenças da próstata na sua própria língua.

O estudo:

O cancro da próstata (CaP) é o terceiro cancro mais comum nos homens em todo o mundo e é a segunda principal causa de morte por cancro nos homens. No nosso país, a incidência do cancro da próstata é de cerca de 7,3%, o que é bastante significativo, sabendo que muitos casos não são notificados nem documentados. Os doentes que se apresentam nas várias clínicas e hospitais são submetidos a vários exames para permitir um diagnóstico exato e um tratamento específico eficaz

Alguns destes testes são muito caros, podem não estar disponíveis e a maioria não é suficientemente específica para a doença que se suspeita estar a ser investigada. Um resultado elevado do teste do Antigénio Específico da Próstata (PSA) não indica necessariamente PCa, enquanto um resultado baixo do PSA não exclui PCa. Este estudo pretende procurar um teste muito simples, acessível e disponível para todos os doentes. Os resultados do teste obtidos poderão permitir planear o rastreio de uma grande população, a fim de selecionar as pessoas em risco de desenvolver CaP numa fase posterior da vida.

Solicitamos a sua autorização para podermos recolher a sua amostra de sangue para análise no laboratório médico. Esta recolha é voluntária porque pode decidir não permitir que o seu sangue seja recolhido para as análises e isso não afectará o seu plano de tratamento. A amostra será colhida antes do início do tratamento e é tudo o que lhe é pedido. A amostra de sangue necessária é de 10 ml, que será colhida num tubo e utilizada para vários testes (em hematologia, química, imunologia e biologia molecular). Será utilizado equipamento descartável e esterilizado para a recolha da amostra e o procedimento não lhe causará dor.

Todas as informações serão tratadas de forma estritamente confidencial e o candidato reserva-se o direito de recusar participar.

Se tiver alguma dúvida, não hesite em perguntar à equipa ou ao seu cirurgião/médico.

Concordo em participar no estudo.

Nome .... Assinatura/impressão digital

Testemunha ....

Comentário:

APÊNDICE IV

QUESTIONÁRIO

Hospital ....Data:....................EstudoNo   :...............

Nome do doente ....IdadeZDOB............................

Endereço..

Localidade/cidade ....Região...............................

Telefone ....

Duração da doença.....................................MédicoZDoutor ....

1st visto.....................................Biópsia efectuada................................

Resultado da histologia ....

Outros testes, especificar. Por exemplo, PSA.......................................

Qualquer tratamento (especificar)............................ Data de início ....

Concordo em participar no estudo:

Nome............................... AssinaturaZImpressão digital ....

Testemunha...............................

Comentário...Data:..........................

APÊNDICE V

Quadro 15: TESTE ANOVA DOS ÍNDICES ERITROCÍTICOS

	Soma de quadrados	Média Quadrado	Valor de p
HEMÁCIAS X10 /L^{12} Entre grupos	24.047	12.023	0.001*
Dentro dos grupos	91.6	0.623	

		Soma de Quadrados	Média Quadrado	Valor de p
	Total	115.647		
HGB g/dl	Entre grupos	140.986	70.493	0.001*
	Dentro dos grupos	655.074	4.456	
	Total	796.06		
HCT %	Entre grupos	1064.034	532.017	0.001*
	Dentro dos grupos	5146.336	35.009	
	Total	6210.37		
MCH pg	Entre grupos	60.113	30.056	0.338
	Dentro dos grupos	4046.986	27.531	
	Total	4107.099		
MCHCg/dl	Entre grupos	73.503	36.752	0.033**
	Dentro dos grupos	1548.851	10.536	
	Total	1622.354		
MCV fl	Entre grupos	406.37	203.185	0.059
	Dentro dos grupos	10358.264	70.464	
	Total	10764.634		
RDW fl	Entre grupos	248.352	124.176	0.006*
	Dentro dos grupos	3424.92	23.299	
	Total	3673.273		

**Significativo a 0,05; *Significativo a 0,01

Quadro 16: TESTE ANOVA DOS VALORES DOS LEUCOCITOS E DOS SUBTIPOS

		Soma de Quadrados	Média Quadrado	Valor de p
WBCX10 /L^9	Entre grupos	106.451	53.226	0.001*
	Dentro dos grupos	522.253	3.553	
	Total	628.705		
LYM X10 /L^9	Entre grupos	0.176	0.088	0.819
	Dentro dos grupos	64.423	0.438	
	Total	64.599		
MXD X10 /L^9	Entre grupos	2.205	1.103	0.001**
	Dentro dos grupos	23.362	0.159	

		Soma de Quadrados	Média Quadrado	Valor de p
	Total	25.568		
NEUT X10 /L^9	Entre grupos	37.885	18.942	0.222
	Dentro dos grupos	1832.645	12.467	
	Total	1870.53		
LYM %	Entre grupos	4943.892	2471.946	0.001**
	Dentro dos grupos	14741.728	100.284	
	Total	19685.62		
MXD %	Entre grupos	39.757	19.879	0.658
	Dentro dos grupos	6968.801	47.407	
	Total	7008.558		
NEUT%	Entre grupos	3499.827	1749.913	0.001**
	Dentro dos grupos	16271.333	110.689	
	Total	19771.16		

**Significativo a 0,05; *Significativo a 0,01

Quadro 17: TESTE ANOVA DOS VALORES DOS TROMBOCITOS

		Soma de Quadrados	Média Quadrado	Valor de p
PLT X10 /L^9	Entre grupos	52170.253	26085.126	0.102
	Dentro dos grupos	1652223.3	11239.614	
	Total	1704393.6		
PDW fl	Entre grupos	85.193	42.596	0.001*
	Dentro dos grupos	908.861	6.183	
	Total	994.053		
MPV fl	Entre grupos	63.843	31.921	0.041**
	Dentro dos grupos	1436.712	9.774	
	Total	1500.555		

Quadro 18: ANÁLISE ANOVA DAS QUÍMICAS DO SANGUE

		Soma de Quadrados	Média Quadrado	Valor de p
FERRITINA (µg/ml)		Entre grupos 1550647	775323.7	0.001*

	Dentro dos grupos	3729811	25372.87	
	Total5280459			
CREATININA (mg/dl)	Entre grupos 6034· 162		3017.081	0.001*
	Dentro dos grupos54196· 34		368.6826	
	Total60230	,51		
PROTEÍNA C-REACTIVA (mg/L)	Entre grupos 16804· 95		8402.473	0.001*
	Dentro dos grupos85892· 07		584.2998	
	Total102697			
TNFα (pg/ml)	Entre grupos	1533182	766591	0.001*
	Nos grupos3746168		25484.13	
	Total5279350			

*Significativo a 0,01

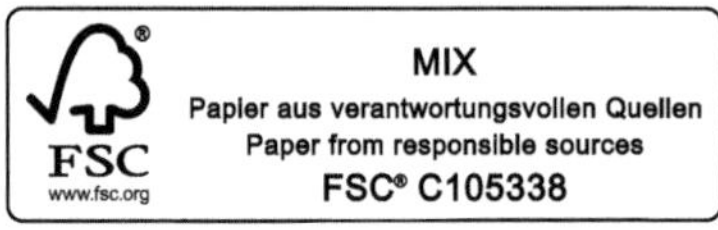

Printed by Books on Demand GmbH, Norderstedt / Germany